U0247860

华夏文库·道教与民间宗教书系

道教与医药养生

申琛　著

中原传媒　中州古籍出版社

图书在版编目（CIP）数据

道教与医药养生 / 申琛著 . —郑州 ：中州古籍出版社，2020. 5（2022. 12 重印）
（华夏文库道教与民间宗教书系）
ISBN 978-7-5348-9157-1

Ⅰ . ①道… Ⅱ . ①申… Ⅲ . ①道教 – 养生（中医）Ⅳ . ① R212

中国版本图书馆 CIP 数据核字（2020）第 084952 号

DAOJIAO YU YIYAO YANGSHENG
道教与医药养生

总 策 划　耿相新　郭孟良
项目协调　单占生
项目执行　萧梦麟
策划编辑　肖　泓
责任编辑　李　晓
责任校对　刘丽佳
封面设计　新海岸设计中心
版式设计　曾晶晶
美术编辑　王　歌

出 版 社　中州古籍出版社（地址：郑州市郑东新区祥盛街 27 号 6 层
　　　　　邮编：450016　电话：0371-65723280）
发行单位　河南省新华书店发行集团有限公司
承印单位　河南新华印刷集团有限公司
开　　本　640 mm × 960 mm　1/16
印　　张　7
字　　数　90 千字
印　　数　2 001—4 000 册
版　　次　2020 年 7 月第 1 版
印　　次　2022 年 12 月第 2 次印刷
定　　价　19.00 元

《华夏文库》发凡

毫无疑问，每一个时代都有属于自己时代的精神追求、文化叩问与出版理想。我们不禁要问，在21世纪初叶，在全球文明交融的今天，在信息文明的发轫初期，作为一个中国出版人，我们正在或者将要追求什么？我们能够成就或奉献什么？我们以何种方式参与全球化时代的文化传播进程？在一连串的追问下，于是，有了这套《华夏文库》的出版。

自信才能交融。世界各大文明在坚守自身文化个性的同时，不约而同地加快了探视其他文化精神内涵的步伐，世界不同文明正在朝着了解、交流、碰撞、借鉴与融合的方向前进。在此背景下，建立自身的文化自信，正是与世界各文明民族进行文化交流的基本要求。五千年中华文明与文化正在不断地被其他文明所发现、所挖掘、所认知，汉语言正在生长为世界语言，儒文化正在世界各地落根发芽。

借助这样一种正在成长着的文化自信、自觉、开放、亲和之力，用我们这个时代的学术眼光全面系统梳理中华五千年的文明与文化，向其他各大文明与文化圈正面展示自我，让中华优秀文化成为世界文化的重要组成部分，正是我们出版这套文库的目的之一。此其一。

知己才能知彼。身处五千年文化浸润的今天，重新思考我们先人的人生思考、价值思考与哲学思考，找到一个民族、一个国家的价值所在、立命所在、安身所在，这已经是我们这个时代的学人与出版人不得不再思考的问题。作为中华文明的一分子，我们在思考的同时，还必须了解我们的先人创造了如何优秀的精神文明与物质文明以及社会文明。只有熟知自己的文化，热爱自己的文化，悟明自己的文化，我们才能宣说自己、弘扬自己、光大自己。因此，我们策划组织这套《华夏文库》的初衷，还在于让当下的知识青年全面系统瞭望中华文明与文化的全景，并藉此能够对更为深广的世界各民族文化提供一个比较认知的基础。此其二。

顺势才能有为。我们正处在农耕文明、工业文明、信息文明的交汇处，信息文明带领我们从读纸时代进入读屏时代，以智能手机屏幕为代表的书籍呈现方式正在与纸质书籍争夺阅读时间与空间。我们正在领悟数字技术，正在以信息文明的视角，去整理、分析和研究农耕文明与工业文明的文化遗产，不仅仅是为了唤醒优秀的传统文化，我们还在生发和原创着当今时代的文化。由此，我们试图架起一座桥梁——由纸质呈现而数字呈现，由数字呈现而纸质呈现，以多媒介的书籍呈现方式，将文字、图像、声音与视频四者结合，共同筑成《华夏文库》以奉献给信息文明时代的新读者。此其三。

总之，这是一套——专家大家名家写小书；以最小的阅读单元，原创撰写中华精神文化、物质文化与社会文明系列主题与专题；以图文、音视频多媒介呈现的方式；全面介绍与传播中华文明与优秀文化，系统普及与推介中华文明与文化知识；主旨是为了让世界与中国共同了解中国的——大型丛书，藉此，复兴文化，唤起精神，融入世界。

耿相新

2013 年 6 月 27 日

《道教与民间宗教书系》序言

2015年6月，《道教与民间宗教书系》编撰正式启动。本书系计划出版50余种图书，作者主要来自中国社会科学院和道教协会，并有清华、北大、南大等其他高校相关学者共同参与。这也将是第一套规模最大、最全面和系统介绍道教和民间宗教的图书。

当时，澎湃新闻（www.thepaper.cn）记者就该书系的相关细节和道教在中国传统文化中的地位等问题专访了书系顾问、曾任中国社会科学院道教研究室主任的王卡教授[1]。

以下为访谈内容。代为序[2]。

澎湃新闻：此次计划出版的《道教与民间宗教书系》，您预计哪些书会受到广泛关注？有没有哪些选题是以前没有涉及的？

王卡：过去对道教的研究不太均衡，历史、经典类涉及得比较多，而对道教在中国社会中实际存在的状态，比如说仪式活动，就介绍得较少。而且对于道教史的某些具体时段，比如说明清、近代道教状况的研究，也比较欠缺。我们希望在这方面做些弥补。至于你问我哪些书会受到更多关注，这不太好估计。道教从历史上说，除了参与一部

[1] 王卡教授于2017年7月去世。

[2] 序言有所删节。

分中国传统的政治和礼教活动外，主要还是以祈福救灾等方术来吸引一般民众。有些方术虽然在近代被视为“封建迷信”而抛弃，但是在民众中仍然有一定的影响力；还有民间的祭祀仪式活动，自近代以来有所衰落，失去记忆，或许更能引人关注吧！

在我看来，中国历史上“神道设教”的主体是儒家，道教则更多保留了民间信仰中“方术”文化的内容。但是这些“数术”并非完全指算命、风水、驱邪一类。“术”是个很广的概念，比如说神话故事、医药养生、节日礼俗、书画、造像、乐舞、武术、服饰、建筑艺术等，可以有些客观的介绍，让现代人更多了解道教有丰富的内容，而不止是空洞的教条。

澎湃新闻：《道教与民间宗教书系》的定位为普及类图书，但又要涉及目前道教最新的研究成果，是不是对作者的要求很高？

王卡：这套书我们将其定位为普及性质，参考了一系列的原始文献，也有最新的研究成果，是一套科普和学术性并存的书。书的形式也符合现代潮流，采用了图文并茂的方法，类似法国人做的“世界文明史丛书”。当然我们必须承认某些分册可能会有一些不足之处，这取决于作者凭借的是一手材料还是二手材料。如果作者只是拼凑网络上的相关资料是不行的，只有真正基于一手材料写成的普及书才能体现学术水平。这次我们的写作队伍虽然比较年轻，但其中也不乏优秀的学者。我们中国社会科学院道家与道教文化研究中心，一直比较重视对一手材料的研究，所以我对于这套书的总体质量还是有一定信心的。

在道教研究的学术界，虽然一百年前就有人开始做这个工作了，真正大规模的研究是从改革开放后才开始，倒是这几年的研究有了很大的进展，很多的空白都被填补，新兴的力量日益壮大，中青年学者占据主导地位，其中大多数是博士、硕士。他们出了一些有分量的著作，有相当的学术价值，不仅仅是文化泡沫。

澎湃新闻：我们之前出版过哪些道教普及类的图书？这些书的主要问题在哪里？

王卡：我们之前编过《道教文化面面观》《道教三百题》等书，主要涉及道教的基础知识，但篇幅分量不足，仅仅二三十万字。毕竟那时的研究机构还比较少，写作力量、研究的深入程度还不够，所以有些门类没有涉及，品种也比较匮乏。基本的读者群主要是道教界的人士、国家宗教管理部门的官员、文科专业的学生，还有社会上某些对宗教感兴趣的人，具体数量我就不太清楚了。而社会上畅销的那些关于修炼、符咒、选择术[1]的书炒作成分较多，缺乏学术性、严肃性。当然我们对于这些"秘书"也不必一律禁止，应尽量向文化方向引导。

澎湃新闻：看了这个书系的目录后，发现除了专门研究道教的书，还有很多关于民间宗教的书，为什么会把民间宗教也囊括进来？

王卡："民间宗教"我们可以换个词叫作"中国本土宗教"。明太祖朱元璋曾将道教限定为两个主要的派别：张天师创立的正一道和王重阳创立的全真道，缩小了合法性道教的范围。但中国民间实际上还存在很多与地方性信仰、少数民族信仰相结合的修道社团。它们在教义、方术、仪式等方面，都或多或少受到儒、道、佛三大教影响，是在中国传统文化土壤中滋生的宗教性社团。明清以来，它们虽然没有得到官方的承认，但在民间广为流传，派系杂多，信众和祠庙数量大大超过两个正统合法道派。学术界通常把这些教门叫作"民间宗教"，也有学者称之为"大道教"。学术界也应加强对"民间宗教"历史和现状的研究调查，适当向社会介绍一些相关知识，所以我们将

[1] 这里，选择术的概念包括择吉、命理、风水等。

这方面的部分研究成果纳入了书系中。其实在国外也一直是将中国道教和民间宗教放在一起研究的。

澎湃新闻：有人说道教是中国唯一的本土宗教，但又有人不承认道教的地位，甚至说“道教是模仿佛教而创制的”。我们到底该如何看待这两种说法？

王卡：狭义的“道教”（正一道及全真道），是中国当今五大合法宗教中唯一的本土宗教，但不是古今以来中国本土文化中产生的无数以“天道”信仰为根本宗旨的“大道教”中唯一的宗教性或非宗教组织。佛教自汉代传入中国，在南北朝时期实现了“中国化”。道教在佛教中国化的过程中起到了关键的接引和转化作用。当然佛教的教义、教制对道教从原始民间教团发展为成熟的合法宗教，也曾有过极为重要的影响，但绝不能说“道教是模仿佛教而创制的”。

（专访记者　臧继贤）

目 录

四　道医经典

导论

医以明道

白照杰　申　琛

道教与医学有什么关系?

对于这个问题，一般人可能会有三种态度。对于中国传统文化爱好者来说，道教与中医的关系是不言而喻的，无论是传统中医的理论，还是养生文化，都与道教有着脱不开的关系，然而认真追究起来，似乎又说不出所以然来。而对于另一些人来说，宗教和医学似乎有些格格不入，一个属于信仰的范畴，一个属于治病的技术。这两者怎么会发生联系呢?还有些人可能会对这个问题嗤之以鼻，受到明清以来一些民间宗教的影响，在一些人的印象里，道教治病大概就是用咒语、符水之类的东西糊弄人，而这些不应该是所谓的"封建迷信"吗?

笔者在这里举一个例子，大家都熟悉屠呦呦从《肘后备急方》的记载中得到启发，发现青蒿素的故事。不过似乎很少有人注意到，《肘后备急方》的作者葛洪是一个很有名的道士。他流传下来的另一部著作《抱朴子》是早期道教重要的炼丹术典籍。比葛洪晚一个多世纪的陶弘景也是当时非常有名的道士，他编撰的《本草经集注》(《神农本草经》最早的一个注释本)，成为后世本草学的经典。被后人称为"药王”的孙思邈，也是当时一位著名的道士。

这样的例子太多了，关于道门圣手的医疗活动，本书也提供了更多、更全面的介绍。在早期中国，道士和医生两种身份并不矛盾，甚至往往同时在一个人身上存在。不过，到了明清时期，却很少有这样著名的人物出现了。实际上，在宋代之前，中国医学与道教有着脱不开的关系。而宋代之后，科举竞争越来越激烈，很多落榜的儒生开始以医术作为谋生的手段，儒医群体逐渐兴起，由于主流儒医群体对于道教医疗中的神秘主义色彩是持贬斥态度的，道医反而慢慢在历史中被边缘化了。

实际上，我们在古籍中找不到“道教医学”这个词语，它是近二三十年来在道教研究中被提出来的。在此之前，道教研究与中医历史的研究是孑然分开的。对于道教来说，医疗只是养生和修仙的一种技术，无关宗教思想；而对于中医来说，其中与道教有关的部分往往会被视为“糟粕”避而不谈。不过这种宗教与医疗对立的状态在20世纪90年代之后慢慢改变了，一方面在道教研究领域，盖建民先生的经典著作《道教医学》在2001年出版，指出了道教医学流派在中国传统医学和道教学研究中的重要价值；另一方面，中国医疗社会史的兴起，也让很多历史学者慢慢注意到中国古代宗教与医疗密切的关系。总之，道教医学在中国医学历史中地位绝非边缘。

道教不仅仅与医学相关，同时也在中国古代科学史上占据重要的地位。大家听过最多的，大概就是道士炼丹偶然发现的火药，被誉为中国古代的“四大发明”之一。不过可能很少有人明确知道，中国最早关于火药雏形的记载，就在唐代著名医学家孙思邈的《丹经内伏硫黄法》中。在一般的历史叙述中，总有人感叹中国发明了火药却没有用于制造火器，并得出结论——中国古代缺乏科学实践精神。这种说法是经不起推敲的。

如果我们把科学技术理解为对自然事物的认知、转化与利用，那中国古代从来都不缺乏这样的思想与实践。中国哲学史大家冯友兰先生曾经说过，道教有征服自然的科学精神。著名的科学史专家、剑桥大学的李约瑟教授在他主持编纂的《中国科学技术史》当中也给了道教很高的评价。他认为："道教十分独特而又有趣地糅合了哲学与宗教，以及原始的科学和巫术，要了解中国的科学与技术，道教是至关重要的。""道家深刻地意识到变化和转化的普遍性，这是他们最深刻的科学洞见之一。"

从全球视野来看，世界上的大多数宗教和科学并不是格格不入的两个范畴。我们大概都熟悉哥白尼和伽利略的故事，他们二人都因为支持日心说而被当时的欧洲天主教廷视为异端，布鲁诺因支持日心说甚至被处以火刑。从这几个例子来看，宗教似乎是科学的对立面，阻碍着科学的进步。不过，可能很少有人知道，现代经典物理学的奠基人牛顿，晚年专注于研究神学，他的神学立场和科学立场并不矛盾，他研究力学的目的就是为了找出上帝在设计宇宙时留下的密码。牛顿的立场并非孤例，近来的科学史研究发现，中世纪以及近代早期的欧洲以及伊斯兰世界，很多科学活动都受益于宗教机构的支持，不少科学家同时也是虔诚的信仰者。在佛教中，也有着一位名为耆婆的神医；中国古代的佛教寺院，往往也会施舍药物来救济民众。同样的，当天主教传教士在明清时代来到中国的时候，他们往往也运用自己的西洋医术来吸引信众。

纵观中国历史上的高道，有很多精通医术的人物。他们为何会学习医术呢？医术对于修道者来说意味着什么呢？在这里，笔者不想上升到哲学层面谈道教与医学在思想和理论层面的相通之处，这对于绝大部分读者来说或许过于枯燥且容易流于泛泛而谈。笔者在此仅从历史和实践的层面，对这些问题做一些简要的回答。

第一，秦汉时期的方技是道教重要的思想与实践来源。方技或叫方术，《汉书·艺文志》解释说是“生生之具”，也就是养生延命的学问和技术。关于方技的书籍，在那时分为四大类：医经、经方、房中、神仙。所以，无论是为秦始皇求不老仙药的方士，还是如扁鹊、华佗一般的医生，在那时，他们所掌握的学问，都属于方技。春秋战国的道家思想、民间的神仙信仰，以及方技群体的实践技术，对于东汉末年道教的形成都有着重要的意义。而方技的知识体系里面，医术是非常重要的一部分。如果再往前追溯的话，追求长生的方士和治疗疾病的医师其实都源自于“巫”。在上古时期，巫医是不分的。

第二，在道教兴起的阶段，治疗疾病是道教吸引信徒的手段。虽然道教的思想渊源很早就存在了，但是道教真正作为一个宗教团体出现，是在东汉末年。由于当时社会混乱，战争频繁，瘟疫流行，以五斗米道、太平道为代表的道教团体开始运用符箓、咒语等手段在民间驱疫疗疾，并以此吸引信徒。或许有人说，符箓、咒语这些神秘主义的疗法并不能算医学，但这是以现代观念来解读古代的情况。实际上，祝由科在中国古代一直是医学的重要分支，而祝由便是用符咒来治疗疾病的方法，这种疗法在马王堆汉墓出土的《五十二病方》中便已经出现。在中医的经典《黄帝内经》中也说：“余闻古之治病，惟其移精变气，可祝由而已。今世治病，毒药治其内，针石治其外，或愈或不愈，何也。”也就是说，祝由是上古时期治疗疾病的重要方式，而药物、针灸等疗法，是在后来才发展出来的。

第三，医学知识也是道士修仙所必备的。东汉末年道教刚出现的时候，主要是在社会下层传播的。而魏晋南北朝时期，道教的思想体系、科仪、组织不断完善，渐渐得到统治者的支持，修仙的道士也逐渐变为掌握更多知识和资源的士族阶层。早期道派在乱世中形成的社会救赎思想与对太平盛世的追求慢慢衰落，在南北朝时期兴起的上清派和灵宝派更加注重个人的修行。服食、养生、却病、延年，这些道士修仙的手段无一不需要丰富的医学和药物知识为支撑。因此这一时期的很多高道同时也是中国医学史中十分重要的人物，他们留下的医学著作对后世影响深远。

那么道教医学与传统中医有什么不同呢，原本紧密相连的两个领域为何渐渐貌合神离了呢？这一方面与医师的专业化与儒医的兴起有关，宋代以后，日渐兴起的儒医成为医师的主流，他们渐渐排斥其他的医疗从业者，这也导致道士在医疗活动中丧失了话语权。虽然社会上仍然有道士在治病救人，但他们的事迹渐渐在史籍中被湮没了。另一方面也与道教修炼转向内丹有关，当服食仙药不再是修仙技术的主流，后世的道士对于医术与药物的研究也就越来越少了。因此，在本书中介绍的道门医学圣手以及道医经典以宋代之前为多，这也就不足为奇了。

在对道教与医学关系进行讨论的过程中，存在一个不可避免且非常棘手的问题，即用来组织本书写作的部分原始材料存在较大的不确定性。正如我们所看到的那样，不少道教人物的记载均出自“内史”文献，如《神仙传》《列仙传》《墉城集仙录》《历世真仙体道通鉴》，等等。这类著作是典型的道教内部文献，其中含有明显的辅教和弘教色彩，对人物的记述往往并不严格遵照事实依据，而是依照作者及其所属时代的理想观念，演绎各种各样的灵应、奇迹、传说，以达到拔高道教的目的。这类记录有时确实存在严重的“虚构”和“歪曲”成分，将核心人物改造得面目全非。例如贾晋华教授对杜光庭《墉城集仙录》的研究指出杜光庭改造唐代女道士形象的几种方式，其中甚至有改变王奉仙的“性别”以增加女仙数量等手段。[“Du Guangting and the Hagiographies of Tang Female Daoists”，*Taiwan Journal of Religious Studies*，(2011) 1: 81–121.] 因此，很大程度上，道教内史的人物记录一般应当作为“圣传（hagiography）”来看待，与史实传记之间存在天然张力。这也就是为什么这些材料曾被普遍视作“小说”，而近年来对道教内史传记的相关研究也多踏上“圣传叙事学”的道路。

然而，圣传的属性并不等于说内容一定是虚构的，这是两个截然不同的问题。目前有关道教内史的研究已证明这些圣传至少包含两个层面的“真实”价值。首先，不少道教圣传有更早、更实在的文献来源，其有可能是在继承这些源头文献的基础上进行的再创作，因此尽管其中有层层累加的内容，但必然也有其“纪实”的一面。如果严谨地结合其他教内外材料对道教内史文献进行条分缕析地探讨，相信可以甄别出这些“仙传”中的不少真实记载，进而在学术研究中将之当作“信史”来使用。其次，道教内史的另一层真实，并不属于“传主”，而是归属于“撰写者”及其所属时代。这一点其实并不难理解，其在理论上类似于史学界对“伪书”的处理方式——“伪书”也是“真史料”，只要我们分辨出它的真实时代和作者背景，即便是伪书也能成为重构历史的有效资料。将这个观点套用在道教内史上显然也很适用，当仙传的撰写者希望改写既有道教人物传记时，他往往会将自己所处时代的知识、观念、价值纳入其中，此时我们只需将这样的信息视作撰写者时代的“纪实”（而非传主的经历）便可获得所期待的“真实材料”。因此，从根本而言，道教内史是道教内部流传的“历史记忆”，这些记忆本身当然有真有假，但能否从中提取真实信息和史实记载，则主要是研究技能方面的问题。盲目相信内史记载当然不对，彻底否定则走上另一个极端。

综上所述，本书的内容涉及道教医学的方方面面，对于想了解这一领域的读者来说，是一本很好的读物。尤其难得的是，本书的作者将道教医学完全置于历史发展中去叙述，没有故作高深的理论，有的是深入浅出的叙述与清晰的历史脉络。读完此书，我们可以清楚地了解道教医学发展的历史，明确巫术、医学、道教三者的关系；也能明了道教医学的主要思想以及种种不同的医疗实践；最后对于人物与经典的介绍则将道教医学的分析融入具体的故事之中，让我们对道教医学的各个方面有着更加深入的了解。

一　道医的由来与传承

1　神仙信仰与巫医起源

神仙思想大约萌芽于春秋战国时期，古籍中记载的“神”的概念包括两部分内容，代表万物缔造者的神灵与渴望达到不死的人类意愿。《周易寻门余论》载：“天神，引出万物者也。”这里天神是万物的创始之神。神成为宇宙的缔造者，是天地未分之前的创物者。仙与神在概念上是有差别的，《释名·释长幼》载：“老而不死曰仙。”仙人是长生不老修道之人。在战国末年，神与仙的概念逐渐模糊，两者开始混淆。神仙所代表的群体与人类不同，他们凌驾于时间、空间之上，并有长生不老的神力。

原始人类对于灵魂不死思想的信服，加上对于神灵的敬畏与向往，成为最初信仰的根据。巫这个群体作为沟通神灵与人类的媒介，在原始社会中有相当高的地位。除了治疗疾病方面有方略之外，巫还让人们相信通过服用巫的仙方，也可以达到白日飞升、成神成仙的境界。

司马迁《史记·封禅书》记载社会化分工细致之后出现的方士群体为：“宋毋忌、正伯侨、充尚、羡门子高最后皆燕人，为方仙道，形解销化，依于鬼神之事。”这里的方士应该指的就是方术之士，是擅长求仙、炼丹，自称可以达到长生不死的人。同时方士群体还包括医、卜、星、相之士。方士群体在社会功能上继承了巫的职能，上层阶级对于神仙的虔诚信仰导致对方士群体的信任。

春秋战国时期，各国霸主对于成仙的向往并不停留在愿望状态。关于仙境的描述与仙人的生存环境被清晰完整地架构出来，并在方士群体的帮助下进行了大规模的实践行为。《汉书·封禅书》记载了关于齐威王、齐宣王、燕昭王入海求仙的经历。《汉书》中记载"蓬莱""方丈""瀛洲"是海外三座神山，是仙人的住所。史书指出神山并不是渺无人烟之地，曾有人真的到达过那里。在对于神山的描写中，史书特地提到了仙人住所存在的不死之药。各国诸侯对于神仙信仰的崇拜固然伴随有对美好仙境的憧憬，但追求有长生不老功效的"不死仙药"，才是帝王们海外寻仙的主要目的。

楚文化对汉代神仙思想有深远影响。楚地浓厚的殷商文化传统与北方齐文化的理性主义不同，殷商传统巫风颇胜，逢事以占卜作为行事的法则。不仅如此，日月星辰、山川鬼神的祭祀都受到重视，有极其隆重的仪式。楚地濒临大海，海洋的曼妙神奇给予楚人极其丰富的想象力。自然环境的浪漫与文化遗存的丰富对人们思想上的影响，在《山海经》《庄子》《楚辞》这些古籍的内容中可见一斑。楚文化与北方"重实际而黜玄想"的齐鲁文化和"敬鬼神而远之"的周文化风气大相径庭，鬼神信仰的内容颇为丰盛。楚人为原始万物有灵论的信仰者，楚地素有"百神"之称。汉代神仙信仰思潮盛行一时，专门描写仙人传说的著述鳞次栉比，这是汉代对楚文化的继承和发展。

最早的医疗记载来自于殷墟甲骨文的卜辞。殷商时期，人们在生活的各个方面遇到问题，都要通过巫师来进行卜筮与祭祀，借问众神灵，从神灵那里得到庇佑与解决方法。这些问题中，有许多关于疾病的问询，甲骨文的卜辞内容涉及医疗的各个方面，如内科、外科、妇科、儿科、眼科、口腔科、耳鼻喉科等。这一千余条记载，涉及身体各个部位不适的病情描写，如病在鼻、口、舌、齿、腹部等的具体情况。另一方面，卜辞中已经出现巫师的药物治疗。对于巫师来说，药物只是一种普通的辅助手段。巫师治病，需要经过复杂的占卜，来逐一问清症状、病因、有没有其他的疾病等。不同程度的病征，有不同的占卜方式，根据病情来选择。在他们看来，无论什么样的病征，致病因素都很简单，势必与先人作祟和鬼怪缠身有关。在殷人的世界里，对于神灵的敬畏是与生俱来的求生之道。

巫师通过巫术来进行各种目的不同的仪式，包括祭祀、占卜、治病、求雨等。巫师是最早期的社会知识分子，掌握了各个领域的专业知识。原始社会及夏、商、西周，巫师有非常高的威望，可以参与国家重大的决策。进入春秋战国之后，巫师的地位逐渐降低，但是巫师对于许多领域的影响一直保持着。比如在医学发展领域中，巫医的影子并没有完全消失。道士们的医疗活动更是保留了大量巫医的成分。

在早期的文学作品中，可以看出许多独特的巫医形象：他们具有神秘的超自然力量，周旋在神灵之间，执掌草药，可以使人起死回生。据《山海经》记载，灵山之上有一群神巫，山之上有一座天梯供神巫从山上抵达人间，神巫每日都会到人间采药。《山海经》中关于巫的名称记载颇为详细："开明东有巫彭、巫抵、巫阳、巫履、巫凡、巫相，夹窫窳之尸，皆操不死之药以距之。窫窳者，蛇身人面，贰负臣所杀也。"《山海经·大荒西经》记载了更多的巫的名称，按照不同的职责，有不同的称呼："大荒之中有山，名曰丰沮玉门，日月所入。有灵山，巫咸、巫即、巫肦、巫彭、巫姑、巫真、巫礼、巫抵、巫谢、巫罗，十巫从此升降，百药爰在。"

在《山海经》的描述中，其中的巫彭、巫咸是著名的巫医。巫者作为医生，除了采集药物外，还有更具体的医疗活动。《左传》与《国语》中记载的先秦医者的治病方式，仍旧带有非常浓重的巫医色彩。如相信鬼神是得病的原因，医者使用占卜的方式治疗疾病，通过跪拜的方式祈求病者的康健等。

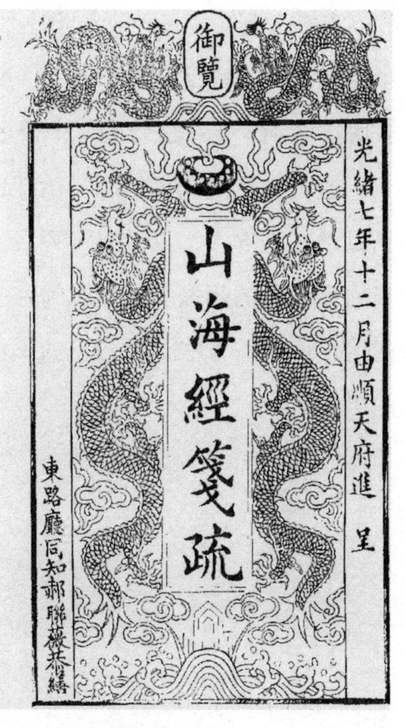

《山海经笺疏》

清光绪七年《郝氏遗书》本，上海图书馆藏

对疾病与神灵关系的认知被早期道教，尤其是天师道完全继承。早期天师道招揽信徒的方式之一是以仪式的方式治疗疾病，这种治疗方式，延续了巫术治病的传统。天师道的许多经典中，都有通过上章、符水治病的记载。《正一法文经章官品》就具体记载了治病的道术：天师道认为鬼神是致病因素，病者因自己犯下了错误，或者惹怒了神灵从而得病，需要向神灵祈祷，才可以得以赦免。

神仙信仰与巫医传统是当时的人们对永恒生命追求的必然产物，是救治疾病的行为选择。东汉时期开始兴起的道教门派，在对医学思想的建构中，势必会受到这样思想的影响。对于长生不老的追求，从早期的遍访仙山，谋求不死药，演变为炼金丹的“葛氏道”；对于神仙世界的向往，延续成对神仙世界的刻画，上清派构建了一个严丝合缝的神仙体系，在修炼的存思法中，栩栩如生地刻画了每个神仙的样貌、衣裳。到了六朝时期，道士们通过各种各样的方式达到成仙目的。巫术对道教医疗活动的影响，一直到宋明时期道教的仪式部分，是道教医疗区别于传统医疗的一个很重要的方面。

道士对于疾病的解释与治疗，一直都保留了浓重的巫医色彩。不只对于在世的人，道教对于死后世界的灵魂，也会举办天医的仪式，来治疗灵魂的病痛。现在民间许多宗教仪式中，仍保留了以巫术的方式治疗疾病的方法，在当下的民俗和日常生活中，仍能见到这些巫术的影子。

2 巫医、中医与道医

关于“谁为医者”的争论，可以从上古时期的巫医一直延续到宋代以后逐步占据主流的儒医。对于这个问题的讨论众说纷纭，似乎没有一个特定的答案。关于医者是谁，谁可以成为医者的问题，也引起了许多学者的兴趣。大家都想知道，古代人生病之后，想要找到合适的门路看病，到底会去寻求谁的帮助。显而易见，医者身份并不是单一的，包括医者这个职业，从最早开始就并不是独立存在的。那么，在历史发展的过程之中，到底都有哪些人充当了医者，哪些人具备医学知识，谁得到了普通大众的信赖，这些又是如何与道门道士息息相关的呢？

这一切的起源，仍要从最早的巫医谈起。在上一节也提到，巫在上古社会是掌握许多知识的人，在很长一段时间内，他们享有极高的社会地位。巫所掌握的知识也包括医学知识，巫是有记载的最早为人们治疗疾病的群体，最主要的服务对象是当时的王公贵族。在善于治疗疾病的巫中，最有代表性的两种巫医分别是巫咸与巫彭。他们掌握着能够治疗疾病的药物知识，并且可以到“神山”去采摘有特殊功效的“仙药”。由于巫拥有可以与鬼神交流的能力，所以巫对于疾病如何产生、如何治疗的解释都与鬼神有关。比如他们可以通过“祝”的方式与鬼神沟通，从而使病人恢复健康。他们对鬼神的态度当然也是截然不同的：对于神，巫充满敬畏地祈求平安；对于鬼，则是要进行驱除，让深受其害的人恢复健康。这是巫充当医者时的表现。

先秦时期的记载中就已经有专门的医者出现，这里的医者，也就是现在被我们称作“中医”的群体。当然现在所谓的“中医”，也是为了跟西方现代医学作对比而产生的说法，这个词语在古代是不存在的。或许“传统医者”的说法，更为适合这些在古代从事医疗行业的人。其实在医者刚开始出现的时候，他们所掌握的认识疾病与治疗疾病的知识与巫还是十分接近的，所以巫与医两者经常同时出现。后来，这两个群体在医学领域开始逐步分化。春秋战国时期，已经有一些系统的传统医学理论出现。随着传统医者身份的逐渐明确，医与巫还出现了竞争关系，《史记·扁鹊仓公列传》中就有“信巫不信医”的说法，这个说法在学界也一再被引用。也就是说，病人可以在巫和医这两种治疗方式中进行选择。但此时的民众对巫仍旧十分信任，所以在一些治疗过程中，出现了扁鹊等被后世尊为“上医”的医者在当时处于被忽视和质疑的尴尬境地。

随着时间的推移，许多卓尔不群的医者逐渐崭露头角。“扁鹊与蔡桓公”的故事，极好地说明了医者对于疾病认识的逐渐深入。在传统医学的发展方面，扁鹊、仓公、华佗等人的医学学说开始流传，他们也招收了许多愿意学习医学知识的弟子，成立了不同的门派。在这些门派当中，有善于诊脉的，有善于针灸的，还有一些门派善于各种各样的外科杂病，各门派各有千秋。在知识技能与文本流传之中，传统医学的治疗体系逐步被建立，直至《黄帝内经》出现，传统医学对

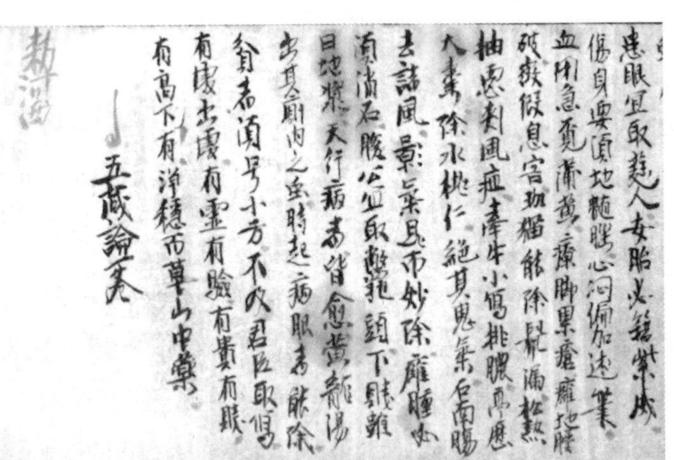

《五藏论》，张仲景著

敦煌写本，法国国家图书馆藏

于疾病的认识形成了一套比较完善的基准。后来张仲景的《伤寒杂病论》在此基础之上将对疾病的认识推进了一大步。这一时期无论是巫者也好，医者也罢，都不是拥有上层社会身份的人，他们被视为一个群体。这些在社会底层掌握着医学知识的人，也被称为方士。方士，是一个非常重要的概念，医者也好，后来的修道者、修仙者也好，都可以笼统地看作是这个群体的一分子。

汉末道教兴起之初，追求长生不老的风气已经在社会各个阶层弥漫。醉心长生之术与仙人之药的帝王，想要永远拥有手中的权势；想要继续在死后保持骄奢生活的王公贵族，期待西王母可以赐予其神药；普通民众的想法较为卑微，希望在大荒灾异之年，得到仙人的救赎……这些在上古时期的史书、壁画、石刻等资料中都有记载。也就是说，对于神人、仙人世界的憧憬以及对仙药、仙术的崇敬信任，使得当时的人们在解决自己疾病的问题上，又有了另外一种求助的可能。于是，修道者与修仙者就进入了人们的视线。这些所谓的“异人”，就是掌握了长生不老药或者法术的人。

修道者并不总是藏在深山老林之中，在很多记载里，有很多隐于市的修道者。他们常常会帮助附近的人们解决病痛，所采用的方式当然都有一些“神迹”的色彩，一些常见的药物在他们手中竟有了神奇的效用。他们也会发出一些常人摸不着头脑的指示，如闭关、坐在特定的位置等，通过法术治疗疾病。虽然这些记载大多来自于《神仙传》与《列仙传》，但也反映了当时人们对于仙人事迹的信服。

这也许就是天师道出现之后，可以顺利用治疗疾病的方法招揽信徒的原因之一。道士被人们接受并信任，可以充当医者的群体又有了新的成员。道士与传统医者在行医时还是有很多不同之处的。首先就是治疗疾病的方式，以天师道为例，天师道的道士用来治疗疾病的方式除了符水之外，最关键的就是强调病人对于自己罪过的忏悔，因此请求神的谅解成为治疗疾病的一种方式。忏悔与救赎成为治疗疾病不可或缺的一部分，是道教医学最大的一个特点。早期道教十分强调道德对于人与社会的重要性，天师道治疗疾病的方法以帮助教徒忏悔自己的罪过为主，这样独特的治病方法也成为道士与巫、医的最大区别。

为何寻求道士治病成为一个不可或缺的选择呢？这个问题从魏晋南北朝时期的医学文本传承角度也可以稍作解释。在门阀士族兴盛的时代，医学资料被各大家族掌握，也就是说，在那个时代大多医者的医学知识是从自己的祖辈、父辈代代相传而来的，普通民众得到医疗知识的方式十分有限。再加上士族所服务的对象大多是社会地位比较高的人，有些人甚至通过医术得到皇家的赏识，从而稳固自己家族的社会地位。从这个角度来考虑道教医疗的受众，就不难理解为何以僧人、道士为主的“山林医学”在六朝时期成为医者群体的中坚力量了。而在这一时期，道士对于疾病的认识与治疗方式也更加多元化。六朝时期许多士族家族笃信佛道，一些有名的医道，如陶弘景等人就出自于这些有医学背景的士族。所以以他们为代表的道派在采用的治疗方式中，加入了传统医学的内容，另外天师道的治病方式也被上清派等道派保留。在这个阶段，道士从事医疗活动的方式和治病思路都比较多元，反映了繁多的知识信息来源。

随着历史的推进，唐代之后，传统医学的职业化与教育方式更加明晰和完善，道门之中善医的传统也同时被保留了下来。许多道派的领军人物以个人修炼、吸纳教徒等为由，鼓励与推崇道门中人学习医学知识。道士在医疗实践中所承担的任务也在后来被佛教、民间宗教等分担。道士与医者在医学问题上的相互借鉴与争论也时有发生。宋代之后儒医出现，儒医对于道门医疗方法同样有借鉴与吸收。可以说历朝历代的道士，都有行医的事迹流传，也有医学著作流芳百世。善于治病的道士在保持道士身份的同时，成为一个独特的医疗群体，直到今天，他们的思想仍影响着人们的生活。

3　道门派别与其医学态度

东汉末年疾病流行，加上当时社会存在一系列的不安稳状况，人们从身心多重方面表达了对宗教的需求。东汉末年到南北朝时期，正值佛、道二教处于萌芽阶段，当时的社会现状和人们的需求使得佛、道二教开展了许多社会与医疗方面的活动，借此机会吸纳信徒。这样的情形一直延续到六朝时期，道士与僧尼群体和传统意义上的巫师一起，承担了医者的角色。

在佛、道二界，出现了一些对针灸、药物都非常精通的人士。在道教中此类人物更为常见，如魏晋的葛洪与南北朝的陶弘景，他们精通草木药物的功效，对后世医家与道教经典的架构，都有深远的影响。当时社会中，民众借助神佛摆脱疾病的需求，促使宗教人士对世俗医学进行探索。

道教作为一个有系统戒律与斋醮仪式的本土宗教，修炼过程与道法仪式密切相关。从六朝时期产生的大量道经来看，服食丹药要通过一系列繁复的仪式才能完成，这一点在很多祝词与赞美诗中都有所体现。从一系列的仙传资料可以看出，六朝时期，道士们多在山中修炼。

在山居生活中，道士与草木药的接触必不可少，识别并利用草木药也是其在日常生活中必须掌握的技能。所以在山中修行的道士大多能识别草药，熟悉问药诊疗的技能。可以看出，修行生活为服食技术提供了肥沃的土壤。在早期道教兴起及发展的过程中，各派别道士对于草药的了解、谙熟并不鲜见。不同教派对于丹药和服食的重视程度不同。每个教派的重要人物对待服食与医学方式的不同态度，为道教服食理论构建起一个全面完整的框架。

从东汉末年到宋元时期，道派的发展经历了一个长期的过程，从天师道、葛氏道，到上清派、茅山派、全真道，因为教派的教义不同，修炼方式中医疗所占的比重也不尽相同。但对于这些道派来说，医疗都是他们宗教生活一个很重要的组成部分。

陈寅恪先生《天师道与滨海地域之关系》一文，从社会史与文化史的角度研究早期道教，认为六朝时期所有的道教徒都为天师道道徒。他通过对史实的分析和考证认为“天师道世家皆通医药之术”，而且得出了“医药学术之发达出于道教之贡献为多”的结论。尽管如此，早期天师道的治疗疾病手段，仍以符水、忏悔、章奏为主要形式，并不是以“医药”作为治病的主要手段。因此，关于服食药物的记载并不多见。

天师道创始人张陵（又名张道陵），与其子张衡、其孙张鲁并称“三张”。三张在西蜀地区创教，与弟子入蜀地鹤鸣山，著《道书》二十四篇。张道陵在蜀地传教的时候，跟随其学习的教徒需要交纳五斗米，故世人称天师道为“五斗米教”。早期天师道所建立的神仙系统，包括其中的方术、符箓与咒语，深受少数民族地区巫术的影响。早期天师道的活动与经典记载关于服食的内容极少，虽然天师道以治病为手段招揽信众，但其治病的手法同样不是从服药出发，这与其所秉承的观念有很大的关系。《陆先生道门科略》中记载“太上”（老君）授予“天师”“正一盟威之道”时，通过疗效来表述汤药治疗与符水治病的不同地位。记载中表示，只有服用符水消除罪恶，才可以得到救赎，从而获得身体的健康。

以宗教仪式的方式，通过一些仪式性的忏悔与神明进行沟通，使病人以得到宽恕的方式痊愈，是天师道治病的主要方式。如五斗米道的“三官手书”以及六朝天师道的“奏章”，在天师道的一些经典中也同样有用符与咒语来治疗疾病的记载。继承张修“三官手书”传统的张鲁，仍旧通过“手书”的方式，向“三官（天地水）”请求免罪，以代病人忏悔的方式来治疗疾病。

综上所述，从治病方式以符咒与仪式为主来看，传统医学所倡导的药石针灸，并不是天师道对待身体疾病的主要治病方式。天师道认为人的罪恶是得病的原因，而获得健康的方式就是消除自身的罪恶。探讨天师道对疾病的态度，是为了探究其是否对药物的作用比较重视。在天师道的经籍中，也很少有关于服食药物的记载。从而也可以反映出，天师道内部对于服食并不重视。

葛氏道的传承，要追溯到东汉末年的左慈。《抱朴子》中谈到了从左慈到葛玄、郑隐再到葛洪的葛氏道系谱，同时提到服食金丹是从门派建立就有的传统。虽然服用金丹是葛氏道最为在意的仙术，但葛氏道同样也重视草木药的服食。

葛氏道的仙道论在六朝道教派别中占有一定的地位。将金丹派发扬光大的人物是葛洪，其继承了上祖葛玄的道法。在《神仙传》的记载中，葛玄除了精通金丹、服饵之术，也帮助病人治疗疾病。作为葛氏道的集大成者，葛洪对金丹与服食最为推崇，对医疗的精通在道门中也颇为著名，其著作中彰显出“以医药治病”的观念。而且他对修炼者“兼修医术”这点十分坚持，同时重视对医学典籍的编纂整理。

葛洪对服食和药物的看重与其生命观有很大的关系。他不认同“命有自然”这个观点，他认为，将对生命的掌控完全交付给鬼神，从而放弃各种医疗手段，是一种非常消极的看法。在《抱朴子·内篇·至理》中，他主张人应该主动学习可以使身体变好的各种道法与方术，不应该盲目仰赖于对鬼神的崇拜。葛洪认为人类的死亡原因，不外乎“百病所害”“毒恶所中”“邪气所伤”等，这与世俗医学所阐释的致病因素有很大的相似之处。葛洪处理疾病的方式同样比较接近医学，他对“祭祀”“祝咒”等治病方式非常反感，主张禁绝这些治疗疾病的方式。

葛洪之后的葛氏道比较重视容易实现的草木仙药服食术，这与金丹术的难以实行，缺少广泛的群众基础有很大的关系。在实际操作方面，草木药更加简便易行。葛洪自己也认识到这个问题，在《抱朴子·内篇·金丹》中提到金丹之术尤为重要，但耗时日久，不能轻而易举成功。

《抱朴子》中有大量服食草木药的描写，他对本草药物药性把握到位，对一些药物的功效及主治做了概述。作为一个在世俗医学界有较高地位的高道，他对于本草的药效持肯定态度，这与天师道及灵宝派从神性角度解读本草有本质的区别。从而也说明在葛氏道这里，对于服食的重视度达到了一个新的高度。

虽然葛洪对待服食持有一种肯定的态度，但同时他对于世俗医疗并不重视。在葛洪的宗教体系中，医药并不能成为修炼的上品。葛洪认为，医药作为下品，治病只是“至浅”之术，以治病为目的的用药只是雕虫小技，而用于成仙的金丹，才是“上药”。

葛洪认为在修行过程中，一般的草药只能治病，还要通过服食金丹、守一存神、佩戴神符这三种方法才能达到修仙的目的。修道的根

抱朴子內篇 卷四 第一

抱朴子內篇卷之四

金丹

抱朴子曰余考覽養性之書鳩集久視之方
曾所披涉篇卷以千計矣莫不皆以還丹金
液為大要者焉然則此二事蓋仙道之極也
服此而不仙則古來無仙矣往者上國喪亂
莫不奔播四出余周旋徐豫荊襄江廣數州
之間閱見流移俗道士數百人矣或有素聞
其名乃在雲日之表者眾率相似如一其所
知見深淺有無不足以相傾也雖各有數十
卷書亦未能悉解之也為寫蓄之耳時有
知行氣及斷穀服諸草木藥法所有方書畧
為同文无一人不有道機經唯以此為至秘
乃云是尹喜所撰余告之曰此是魏世軍督
王圖所撰耳非古人也圖了不知大藥正欲
以行氣入室求仙作此道機謂道畢於此此
復是誤人之甚者也余問諸道士以神丹金
液之事及三皇文召天神地祇之法了無一
人知之者其誇誕自譽及欺人云已久壽及
言曾與仙人共遊者將太半矣足以與盡微

《抱朴子·内篇·金丹》书影

《正统道藏》本，北京白云观藏

基在于不伤害身体本身，“然后先将服草木以救亏缺，后服金丹以定无穷，长生之理，尽于此矣”。草木药物的作用，是将身体基础“打牢固”，而后以行神、守一、服用金丹等方式，达到成仙的目的。

流传于江东士族间的上清派以《上清大洞真经》为主要经典。在陶弘景《真诰》中有上清派形成的记载，学界将此作为考证上清派来源的重要依据。陶弘景是上清派的著名代表人物，又在茅山传教，所以茅山成为上清派的中心。上清派道士以士族为主，有较高的文化修养。其所倡导的修炼方式，与天师道在修行方面有很大差距，与以服食金丹为主的葛氏道有一定的相似性，但是更提倡身体存思的修炼。

上清派将修炼成仙分为四个阶层，在陶弘景《真诰》中有记载：一为服药（以服草木之药为主），二为房中、导引、引气；三为金丹；四为诵读《大洞真经》。《真诰》通过对杨羲的灵媒身份及其“降真”活动的记录，传达了上清派中关于仙界、戒律、修仙的方法，也涉及治疗疾病的内容。从创始人魏夫人下降于灵媒杨羲的一些治病之法的记录来看，药物在上清派中充当了重要的角色。

林富士先生关于早期道教与医学关系的文章中，认为杨羲是在具备了一定的道法与医学经验之后，才从事降真活动的，如其对《太上灵宝五符序》与《黄庭经》的继承。关于杨羲是否得到《黄庭经》，在《真诰》中并没有记载，但在《魏夫人传》中提到杨羲从南岳夫人魏华存那里继承了《黄庭经》。虽然《黄庭经》中阐述的关于“体内神”的概念是道教身体观的相关描述，与世俗医学有所不同，但二者的理论基础有共同性，如关于五脏六腑的部分是一致的。

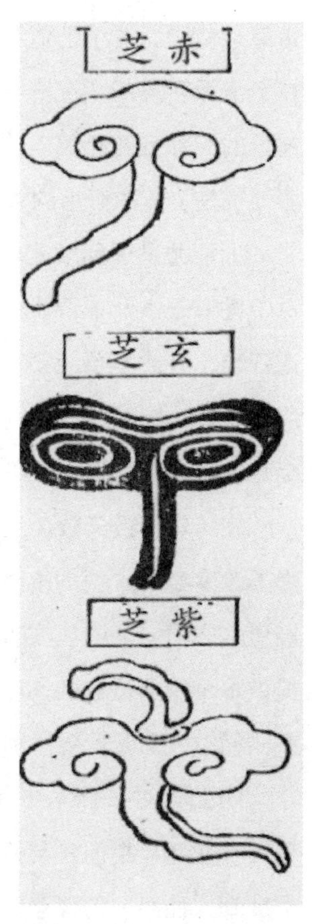

灵芝

陈嘉谟《图像本草蒙筌》，明崇祯元年刊本，中国国家图书馆藏

《真诰》中记载杨羲治病的常用医疗手段是针灸与用药。《真诰·甄命授》中记载南岳夫人众神指示许谧等人，以复方药物（五饮丸）来达到治病的目的；其《服术叙》一篇，专门阐述服用术可以达到的功效。上清派认为服用术与芝草功效相仿，是医学本草的补益剂，积极肯定本草服食的治病作用。虽然上清派以存思为主要的修行手法，但还是肯定了服食的价值。

在《真诰》中记载的神真或者灵媒杨羲所展示的治疗疾病的法门，除药物治疗以及针灸治疗这些与世俗医学相类似的方式以外，同时还保留了天师道利用符水和“首过”“奏章”的疗法。并且这些方法经常混杂使用。对于上清派来说，存思还是最重要的修行与治疗方式。在上清派存思的“祝语”之中，关于芝草的描述大多有仙人特色，与祥瑞的神仙意味相关。同时按摩、叩齿、沐浴、饮食、辟谷、行气、服气也是上清派修炼的主要方式。

上清派发展到第九代宗师陶弘景时，出身于医学世家的陶弘景，对于世俗医学及本草研究都有很深的造诣。陶弘景关于医药服食的著述甚丰，有《本草经集注》七卷、《太清草木集要》二卷、《补阙肘后百一方》九卷、《名医别录》三卷等，这些经典内容涵盖经方、本草、金丹、服食各个方面。

在《本草经集注》的序中，陶弘景点明其为本草做注，一方面是为了改变当时人们的本草知识混乱不堪的情况，另一方面是为了“仙经道术之需”。陶注注重如何将仙术与本草功效完美结合，在为医家提供本草用药依据的同时，也为道教炼丹服食标明本草药物的功效。在注释中，陶弘景会特别对仙经道术需要的药物做特殊的说明。

陶弘景对于仙术中使用的与平时治病使用的本草做了清晰的区分。“仙经”指的是与修炼之术相关的道经。在《本草经集注》中多次提到“仙经”的概念，可以断定，凡是与修炼仙术相关性的药物，具被收入“仙经”之中。其在“仙经”中的记载与世俗医学部分的本草记载有很明显的区别，“仙药”的功用在于服食达到长生的目的而非治疗疾病。在陶弘景的注文中也根据药物的不同功用划分出了上、中、下三品。范家伟在《从陶弘景到孙思邈》一文中，探讨了陶注中所提到的不同类别的受众群体。陶弘景将这些群体按照功效使用的范畴分为六类，分别是：俗人、服食家、道家、医家、方家、术家。范家伟认为，陶弘景对每一家只进行了概念的解释，而没做深入的论证与探讨。（如陶弘景关于服食家概念的提出，就是在描述枸杞、小麦、粟米等本草时阐释了其对服食家的作用。）

陶弘景的养生著作《养性延命录》，对当时道教门派流行的养生方式做出总结，有服气、守一、采日月精华、服食、采气、按摩、房中术等。在书中陶弘景同时提到他对于人生命的认识：人是最尊贵的，贵在人拥有形神俱在的生命，通过修炼，达到形神一致，完全可以达到长生的目的。所以他与葛洪对待医药和服食的态度有一致性，对医药持肯定的态度。

道教医疗在唐代的发展，虽然延续了六朝时期的服食与治病，但是鉴于医者在唐代被官僚化，道士医者的身份逐渐转向世俗化。在唐代的医疗著作中，道教神仙信仰的色彩已经有所减弱，并且在佛教的影响下，对于医者的医德有了具体的要求，比如孙思邈所著《大医精诚》不仅要求医者有精湛的医术，而且要有高尚的品德修养。茅山派在唐代留下的养生著作，以司马承祯的《服气精义论》为代表。其行文平实易懂，是俗世之人也可采用的保养身体的良方。《服气精义论》没有了繁杂的存思仪式，减少了对于求仙的追逐，其宗旨是通过养生的方式，实现延年益寿的目的。

在宋元之后，一些道派的仪式中仍旧有许多关于医疗的内容。在全真道中，医疗活动的从事者，更多的是将医疗活动作为与达官贵人沟通的手段。综上所述，虽然医疗在道教各门派中所占的比重不同，但都是一个重要的部分。

二　道教医学的构成

1　同源中医

在传统中医理论中，药品是方剂的基础，方剂是治病的法宝，针灸是认识人体结构与治疗疾病的重要手段。在道教医学中同样存在着相似的知识与治疗技法。不过，在道教神仙信仰的影响下，这些与传统医学相通的部分都有了全新的发展。

药品

道教修炼以成仙为主要目的，在道教神仙信仰当中，药品充当的角色，绝不仅仅是治疗疾病那么简单。在道教神仙信仰的记载中有不少关于神仙生活的构想，在对神仙居住环境的描写、仙人与真人降临凡世时的描绘中，都有提到代表祥瑞的草药，芝草就是其中一个突出的代表。芝草最大的特点便是将祥瑞属性与仙药属性合二为一。

我们现在熟悉的“灵芝”，在早期道教文献中被称作“芝草”。《说文解字》将“芝”解释为“神草”，这里的“神草”，可以理解成与神仙生活息息相关的草药。在神仙生活的地方，常常伴有芝草的装点。

《山海经》中记载，蓬莱、瀛洲、方丈三座神山之上，遍种芝草，甚至形成了连片的“芝田”。《十洲记》中也有“仙家数十万，耕田种芝草”的说法。由此可见，芝草是神仙日常生活中的必备品。在六朝的道教典籍中，芝草除了供服食与药用之外，还可以作为供奉神仙的灵物，以及仙人身份的象征。

《抱朴子·内篇·仙药》篇中，对于上品仙药的记载如下：“神农四经曰，上药令人身安命延，升为天神，遨游上下，使役万灵，体生毛羽，行厨立至。又曰，五芝及饵丹砂、玉札、曾青、雄黄、雌黄、云母、太乙禹余粮，各可单服之，皆令人飞行长生。”“仙药”是服下便可使人马上成仙的药物。《抱朴子》中的仙药，以芝草与金石药为主。在道教经典中，这些药物被赋予助力“成仙”的神奇属性。《道藏》中收录的《太上灵宝芝草品》，记载了140多种形态各异的芝草。这些芝草往往生长在人迹罕至的地方，人们可在悬崖峭壁或者黑暗的海边寻得。它们的外形千奇百怪，功用五花八门。芝草的根茎叶形态与普通植物有着很大的差别，往往还具备一些灵异的特性。它们有些生有多重伞盖；有些却具有惟妙惟肖的人形；有些可以在黑夜中发光；有些不时地变换色彩；有些有着灵兽的守护；有些上面有五色祥云覆盖。

除了芝草，许多道派也服食金石药。以葛洪为代表的葛氏道最为看重服食，尤其追求服用金丹成仙的功效。葛洪的《抱朴子》一书便系统总结了当时金丹与仙药的制作方法，这些金石药往往由各种金属与矿石配伍或烧炼而成。由于金石坚固而不朽的特征，修道者往往认为服用金石药物也可以让肉身得以不朽。这种服食金石药的风气也在魏晋南北朝士大夫中广泛流传，当时的士大夫甚至以服食“五石散”为风尚。这些金石有着较强的毒性，会刺激人的神经系统。当人服用“五石散”后，往往会浑身发热，兴奋异常，服用者必须通过不停奔跑来散发体内的燥热。很多人甚至由此患上了“发背”这一疾病，也就是背上长出毒疮。所以，当代历史学家认为，当时魏晋士人放荡不羁的做派，与服用金石药是脱不开关系的。也正因为服食的普遍性，诸多道门圣手对于药品也有着专精的研究。其中最有代表性的便是陶弘景的《本草经集注》。

方剂

传统医学治疗疾病，会在辨证论治的原则之上确定方剂，在中国医学发展史上有着极其重要的地位。先秦时期，医生往往使用单一的药物治疗一种疾病，在《黄帝内经》这部医学理论奠基之作中，药方只有 13 首，并且以单味药为主，并没有复杂的配伍。随着人们对于疾病与药物认识的不断发展，一味药物已经不能满足治病的需要，由此便出现了由几味药配伍组成的方剂。方剂的配伍按照君、臣、佐、使的原则，将不同药物的性味融合在一个方子之中。从长沙马王堆汉墓出土的《五十二病方》中便可看出，西汉时期方剂的使用已经初具规模。在全书283种药方之中，将近一半是由两味及以上药品组成的复方。到了东汉时期，张仲景的《伤寒杂病论》进一步发展了方剂学的理论，确立了配伍原则，创造了诸多剂型。

近几年，研究者也开始重视医疗史料文献之外的道教医疗文本，这样才可以完整还原出传统医学发展的过程。《道藏》中收录了许多道门圣手的医方与医案，保存了当时最高水平的医学记录。与传统医学相比，道教医学中的方剂效用更为多元，其中最具道教特色的便是所谓神仙传授的“仙方”。魏晋道经《太上灵宝五符序》中卷就集合

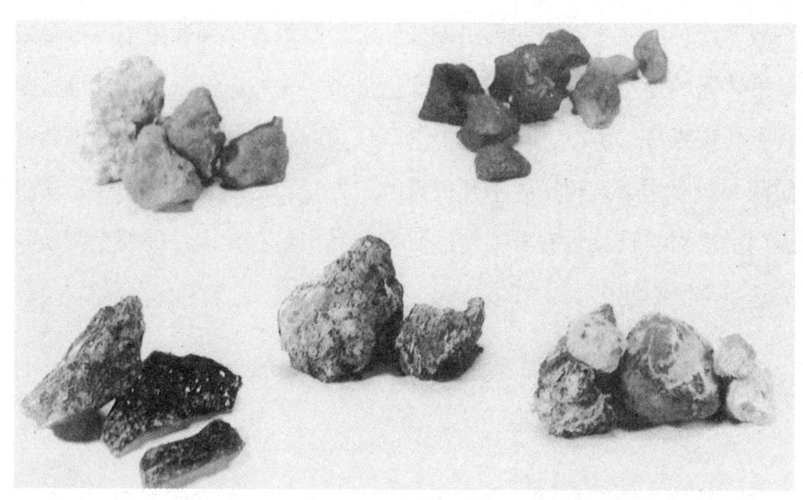

五色药石

1983 年南越王墓出土，广州西汉南越王博物馆藏

了许多仙人传授的仙方。在早期上清派的修炼文本中也保留了带有神仙信仰色彩的方剂。这些仙方与传统医学中严格配伍的方剂不同，通常夹杂着一些采集药物的方式、服用与炮制药物的方法，更多强调采摘与食用时辰的重要性。如“赤松子方，七月十六日，去手足爪，除腹中三尸虫矣”，没有任何的药性说明。

《道藏》中收录的有明确医疗意义的方剂作品，以葛洪的《肘后备急方》和孙思邈的《千金要方》最为著名，除此之外还有《急救仙方》《仙传外科集验方》等。这些药方，有完备的组成、治法、主治、服法用法、禁忌、加减等内容。方剂的类型可分为丸药、散药、膏药、汤药四类，以前两类居多。这些方剂往往按照主治功效进行分类，有治疗疾病方、养生保健方、去三尸虫方、神仙方等。药方的命名也有迹可循，或来源于配方中起主要作用的君药，如神仙服食丹砂长生方；或者指出药方的治疗功效，如治虫诸方。

道教修炼及服食方式往往在道派或师徒间秘密传授，为了不将真实内容公之于众，常用隐晦的表达。在文本中提及药物的时候，常常用隐名或神名。比如白石英就被称为“万素飞龙”，空青被称作“青腰玉女”。这些名称在炼丹方、神仙方等有修炼意义的方剂中极为常见，道派之外的人很难知道这些不知所云的称谓所指代的真实药物。

在药物采集中，传统医学推崇“道地药材”，对于药材采集的地点十分重视。不同地点的水土、气候往往会造成药材品质的差异。道士们对于药物的采集，更看重吉时，认为只有在特定时间采集的药物才会有神异的药性。另外在炮制药物时，道教也要遵循严格的礼仪规范。在《雷公炮炙论》中便有记载，炮制朱砂需要先行焚香、斋戒、沐浴，对研磨、蒸煮的时间也有着严格的规定。从药物的采集到加工、制作、服用的每一个环节，都要严格按照修炼体系的规矩去做，有许多繁复的仪式和禁忌。从药物的采集、炮制到服用的严格规范、繁复仪式，可以看出道门之方的神仙信仰属性。药物的处理要严丝合缝地按照记录进行，不可有半分偏差。普通人就算得到了相同的药材，但不懂得这些神秘的处理方式，也不能发挥出它的最佳功效。道教医疗中的方剂体现出道教修炼体系的神秘性和复杂性，同时具备治病与修仙两种功能。

针灸

经穴的出现，与气在身体上的反应点有关。在人的身体上，这些被称作“穴位”的反应点连接成线，便组成了经络。现代学者研究认为，经络的形成与水为生命根源的思想有关：经络中的气血就像水渠中的水，需要通畅运行。穴位的命名方式，不但体现了天人合一的宇宙观，

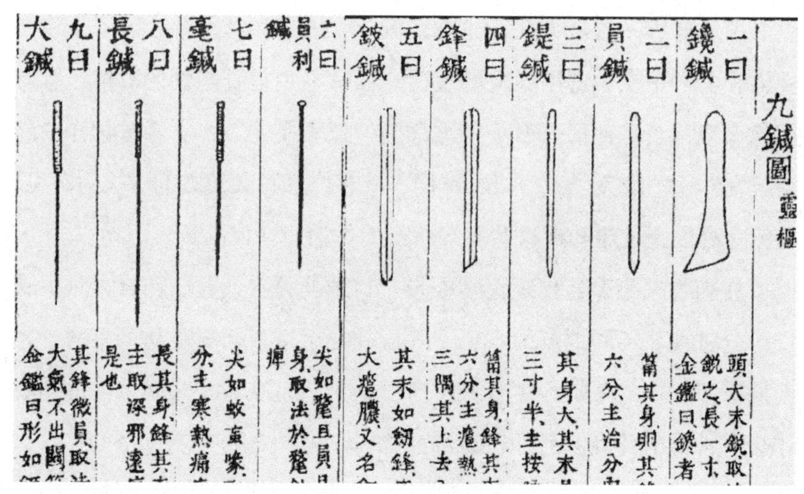

《针灸逢源》之《九针图》

清同治十年刻本，南京中医药大学图书馆藏

还包含了老子思想中的“气一元论”。针灸治病的原理是针对经络中的气血以及十二经脉之中脏腑阴阳的变化，用针或艾灸来刺激人体的穴道以治疗疾病。针灸在治疗急重症与一些外科病上有很好的疗效，弥补了药物起效慢的缺点，并且治疗更具有针对性。

针灸治疗疾病的方式，包括针与灸两种。在魏晋之前的医书中，多记载针法的治病原理与治病法则，直到葛洪的《肘后备急方》，才开始论述灸法。这与葛洪的妻子鲍姑有很大关系。鲍姑善于用灸法治病，是著名的女道医，她开创的许多简便易行的灸法，直到现在还在广泛使用。

在道教经典《太平经》中就出现了针灸的论述。在《斋戒思神救死诀》这一章中就提到针灸可以治病，而《灸刺诀》对针与灸的概念进行了区分。对于针灸治病，《太平经》坚持了“气一元法”，认为气是脉的主导，气血在经脉之中不断地周流翻转，并且有复杂的经络系统；人体的三百六十条经络，暗合了一年三百六十日之数；经脉中气血运行，并与脏腑连接，如果人体发生了疾病，经脉气血便会运行失常，需要及时进行治疗。《太平经》强调，人要顺应经脉运行的规律，清净持脉养生[1]，并且劝告医者，实施针灸治疗时应该小心谨慎，避免因疏忽而出现意外。

孙思邈的《千金方》详细考订了十二经脉的流注，并且由疼痛点发展为“阿是穴”，扩大了穴位的范围。此外，他还将针灸疗法进一步发展，记载了许多针灸疗法的禁忌。

《道藏》中也保存了许多与针灸相关的书籍，其中最具代表性的两部作品是《黄帝八十一难经》（下文简称《难经》）与唐代王冰注释的《黄帝内经素问补注释文》。《难经》是《黄帝内经》之后的另一部医学典籍，意在阐发《内经》中的疑难与要旨，其中有大量与针灸相关的内容，补充了《内经》中的针灸理论，提出了八会穴[2]等概念。王冰曾任唐代太仆令，好养生之术，与道教有很密切的联系。王冰的注文参考了《针灸甲乙经》《经脉留注孔穴图经》《真骨》《中诰孔穴图经》等作品，对《素问》中的理论进行了补充。有赖《道藏》的收录，如今我们可以看到这些书籍的真容。

[1] 这个说法来自《太平经》：“古者圣贤，坐居清净处，自相持脉，视其往来度数，至不便以知四时五行得失，因反知其身衰盛，此所以安国养身全形者也。”也就是说保持清净，自己持脉掌握身体的状况。

[2] 脏、腑、气、血、筋、脉、骨、髓的精气分别会聚之处的八个腧穴。

2　修养调息

道教对于身体的看法，与佛教有很大的差异，道教更加重视现世生活与肉身的养护。修道者首先要确保没有疾病，身体无病无灾，方可进一步修养调息，进而延年益寿、长生不老、长坐久视、得道成仙。道士对于身体和精神上的修炼，有导引、服食、房中、辟谷等方式。通过这些方式，可以使身体达到一个更高层次的健康状态。

导引

导引是一种从上古时代就存在的养生方式，在春秋战国时期已经广泛流传。导引包括两个方面——导气与引体，是呼吸运动配合着身体运动来进行的一种养生术。这种修炼方式的源头为上古的舞蹈动作，注重气息的平和与身体的柔韧。在上古的巫术中，舞蹈是与神灵沟通的方式。关于导引的文献记载最早出现在《庄子》中：“吹呴呼吸，吐故纳新，熊经鸟申，为寿而已矣。”从这句话可以看出，导引技术需要以呼吸吐纳来配合模仿动物的身体动作。马王堆三号汉墓出土的

《导引图》中有四十多种导引的身体姿势，后来发展为五禽戏。

到了六朝时期，道门已经将导引术作为养身与养心的道术收入成仙修炼体系当中。“赤松子导引法”是托名赤松子的一套导引锻炼之法，收录在《太清导引养生经》中。这套修行方法有十二节，用各种姿势，导引气在五脏六腑中运行。《抱朴子·内篇·别旨》中有：“或伸屈，或俯仰，或行卧，或倚立，或踟蹰，或徐步，或吟或息，皆导引也。”所有的肢体活动都可以配合呼吸来做导引。上清派的存思修炼法，同样需要导引术的配合。

到了唐代，道教内丹修炼兴起，为导引术的发展提供了更为适宜的环境。到宋元时期，导引术已经趋于成熟，起源于北宋的八段锦开辟了导引发展的新纪元。

不同时期的导引术有不同的特点。上古时期，导引只是单纯效仿自然界各种动物的姿态。六朝道门的修炼之中，加入气与意念的精神

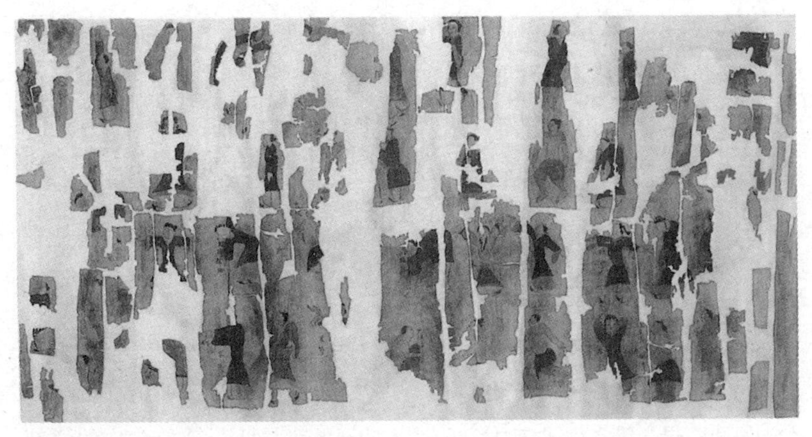

《导引图》残卷

出土于长沙马王堆三号墓，湖南省博物馆藏

调养。唐代的修炼体系加入呼吸与肌肉发力的配合。宋元时期，医学导引术与道门导引术有了明显的分化。此外，导引的方式还包括叩齿、咽津、鸣天鼓、干洗脸、指梳头、拍打周身等。这些技术在治疗疾病与强身健体方面，都有很好的效果。

服食

服食又称为“服饵”。一般意义上的服食，是人用补益效果好的草药来代替五谷杂粮食用，从而达到延年益寿的目的。还有人欲通过服用金石炼成的仙丹达到成仙的目的。服食的对象包括草、木、果、蔬、肉、谷、石、香料等各种自然界的产物。这些服食的药物，在《神农本草经》中被奉为“上品”，如茯苓、麦冬、枸杞、黄精、胡麻、甘菊、松脂等，都是滋阴补气、补精益血的药材。《神农本草经》认为这些药物可以多服、久服，有“轻身”“不饥”“不老”的功效。

服食要求身体状态良好，如果身体有实证虚劳，需要先治病，将身体恢复到一个阴阳、气血平衡的状态，服食才会有效。六朝道派之中，葛洪的金丹派最为看重服食的功效。《抱朴子·内篇·仙药》篇中，讨论了可以益寿延年的近百种药物，其中“椒姜御湿，菖蒲益聪，巨胜延年，威喜辟兵”。葛洪认为在服食金丹成仙之前，需要以草木来补充自身禀赋的不足。陶弘景也同样认为，服食药物是成仙的第一步。

唐代之后，服食的目的由成仙向养生转变，道门之外的人，也会通过服食把身体调整到健康的状态。在社会普遍需求之下，服食理论迅速发展，出现一大批服食著作，如《千金食治》《食疗本草》《食谱》《金匮仙药录》等。到了宋代，医家文献开始大量收录养生食疗的方剂。食疗除了养生，因为具有用药缓、材料易得的特点，成为治疗慢性疾病的一种常用方式。

服食，经历了一个从成仙到养形，再到治疗疾病的发展过程，逐渐从道教修炼体系中脱离出来，成为至今仍在广泛使用的，对治疗慢性疾病、治未病都颇有效果的一种养生方式。

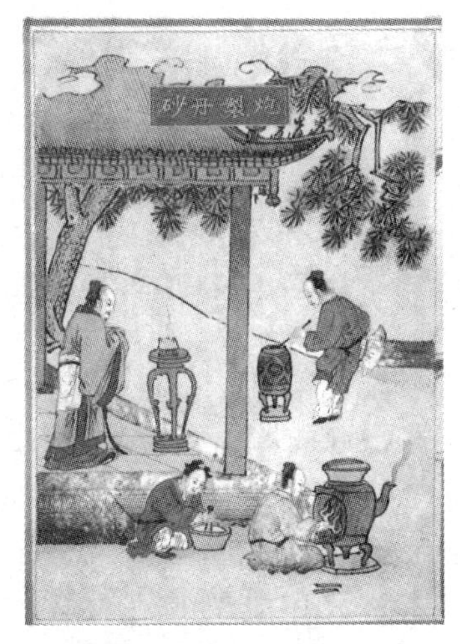

茯苓炮制图

明代绘本《补遗雷公炮制便览》，中国中医科学院图书馆藏

房中

房中术，又称“玄素术”“容成术”“合气之术”“泥水丹法”“阴丹法”，是古代关于性的养生之术。古人认为，修炼房中术可以使人返老还童。殷商之际，就有研究房中术的记载。秦汉时期，房中术在神仙家与方士之间流传。在马王堆出土文献中，有不少关于房中术的部分，如《十问》《合阴阳》《天下至道谈》《养生方》等。

张道陵曾传授房中之术给教徒，将房中术的重要程度与服食比肩；在天师道的仪式当中，也有关于房中术的部分。魏晋时期，房中术成为道教修炼的一种重要方式。葛洪的《神仙传》中，记载了许多因修炼房中术而成仙的故事。葛洪将房中术与金丹法、行气法列为成仙的三大主要方术。他在《抱朴子》中提到对于房事的看法：“人不可阴阳不交，坐致疾患。若乃纵情恣欲，不能节宣，则伐年命。”对于房事，要保持适当的原则，需要摄精固气、节欲保身。在陶弘景的《养性延命录》中，专门有《御女损益》一文系统论及房中术。孙思邈的《千金要方》中，也有专门论述房事的《房中补益》。虽然如此，道门中对于房中术还是有颇多异议的。寇谦之在改革天师道时便贬斥其为黄赤之术。南派张伯端等修炼家推崇的阴阳双修内丹修炼法，被以清修为主的全真道批判。后来，房中这种以人体为鼎炉的修炼方法逐渐被精神上的修炼所替代。

房中术历来争议颇多，从现代医学视角来看，其关于生理卫生部分的论述，仍旧具有借鉴意义。房中术是我国古代医学领域关于性医学、性心理的最早记载，有很高的理论研究价值。

辟谷

在传统医学的理论中，脾为后天之本，人体通过食物而得的五谷精微，在脾中得到运化，然后输送到全身各处，这样才可以使气血充盈、精气充足。辟谷则是希望通过服食其他的代替物，来减少甚至杜绝身体对于谷物的吸收。辟谷这一道教修炼方式，与传统医学的主张不同，带有道教神仙信仰的独特性。辟谷又称为“断谷”“绝谷”“停厨”等，在先秦两汉的道家文献中，便有仙人因为“不食五谷”得以长寿，进而成仙的记载。《庄子·逍遥游》中“吸风饮露”的仙人形象，更是深入人心。由此可见，在先秦两汉，辟谷成仙的说法已经开始流传。

到了魏晋时期，当时社会动荡不安，民不聊生，粮食十分匮乏。当时具有重要地位的道经《太平经》中认为，辟谷不但对个人，对整个社会都有益处，它可以帮助国家节约粮食，是富国存民之道，而且解决了“民以食为天”的重要问题。《太平经》中记载，首先要服用滋补元气的药物，补充身体的自然消耗，然后开始以三日、七日、十日为周期进行辟谷。许多道教经典认为，辟谷的主要作用是祛除三尸虫。三尸虫是存在于身体中的寄生虫，需要除去才可以成仙。在《抱朴子·内篇·杂应》中也总结了辟谷的各种方式，主要包括服药、服气、服符、服石四种。总之，辟谷前先服食以补元气，这样才可以在减少饮食，甚至渐渐脱离谷物的同时保证生命活动的正常进行。因此，辟谷所服用的药物都是耐消化、养生效果很好的补益药，如松根、柏叶、茯苓、枸杞、何首乌、菟丝子等草药；云母、赤石脂、雄黄等金石药。

在先秦道家的哲学思想中，气为组成人身体的物质，通过服气便可以让人的生存条件得到满足。服用仙人赐予的符，也可以辟谷。将符化于水中，符文代表一种气，而水是气的津液，因此饮用符水也可以使气到达形体之中，从而维持身体健康。

在今天看来，辟谷之术仍具有养生意义，对一些因饮食过度造成的疾病有缓解作用，也有降脂、降糖的功效。

3　借助他力

在道教医学中，保留了上古巫术的成分。巫术中关于鬼神致病的思想影响了道士们对于疾病的认识。道士认为，鬼神致病说是道教医学中非常重要的部分，在民间信仰中，同样有拜神治病的习俗。人生病或是被神鬼附身，或是被神鬼打扰到生活，又或是受到来自神灵的惩罚。在这些情况下药石无法治疗，需要用超自然的方式与神灵对话，让病者恢复健康。在早期天师道中，天师通过符水与仪式的方式替人治病，招揽信徒。这些治疗方式或是通过符箓与咒语的加持，或是以道士作为灵媒的身份，向神灵请求帮助。在道教的许多法术当中，都可以通过符箓、斋戒、祝由等方式驱鬼治病。这些方式属于道教医学中“借助他力”的部分。

符箓

道教中的法术主要有符箓与咒术两种，早期道教门派在治疗疾病时所用的符来自巫的巫符。符箓是写或者画在纸上的符号。与一般的字画不同，符箓可以用来趋吉避凶、降妖镇魔、治病除灾。

马王堆出土的早期的符箓就是用来祛除体内邪气的。《后汉书》记载费长房入山师从壶公修仙，壶公教他用符的法术，他便可以“医疗众病，鞭笞百鬼”。由此可以看出，在早期的神仙信仰当中，符是一种治病的方式，并在道教的体系内被发扬光大。汉末道教经典《太平经》中，就有以符治病的记载。早期道教以符治病并没有详细区分疾病种类。六朝时期道经《太上洞玄灵宝素灵真符》中出现了以病名命名的疾病符，其中涉及内科、外科、妇科、儿科等；针对不同的病征，有不同的符咒；根据病情的轻重缓急和疾病进展阶段，这些符咒还有更为细致的区分。在宋元之际，治病符箓的品种更加细化。

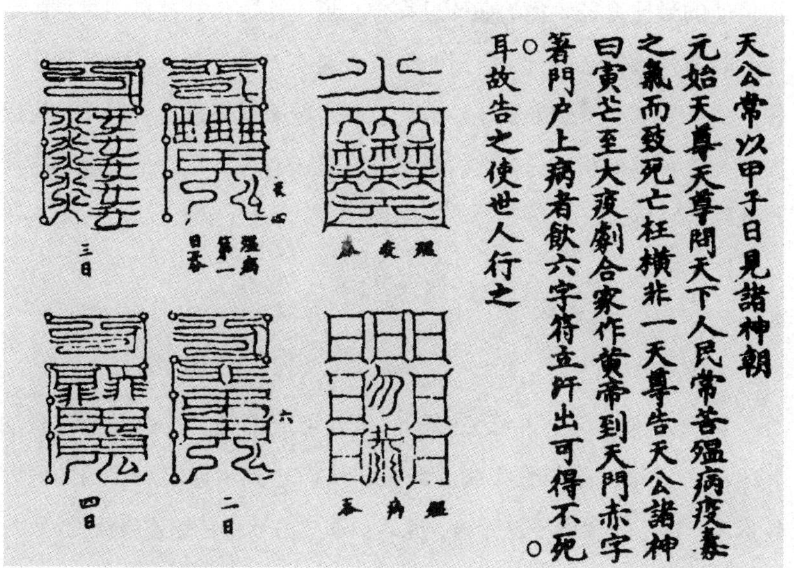
天公常以甲子日見諸神朝
元始天尊天尊問天下人民常苦殟病疫毒
之氣而致死亡枉横非一天尊告天公諸神
曰寅芒至大疫劇合家作黄帝到天門赤字
著門户上病者飲六字符立汗出可得不死○
○耳故告之使世人行之

《太上洞玄灵宝素灵真符》

《正统道藏》本，北京白云观藏

服用符箓的方式多种多样，病人可以像服药一样将符吞入体内或用汤药送服，也可以外敷于身体的特定部位，或者悬挂于病人的住所。而在实施符箓法的仪式之中，道士要保持自身的洁净，首先需要用辟邪之物净身沐浴，才可以焚香上章。

道士制作的符箓，其实也有一定的医学意义。符箓一般选用朱砂画写在专用的黄纸之上，朱砂可以镇心安神、清热解毒；黄纸是姜黄染色而成，有行气破瘀的功效。在符的制作之中，还会增加龙骨、麝香等药物。这些药物的使用，对于患者的病情有一定的益处。在画符的过程之中，道士要保证自己的真气不外泄，从而让自己的真气随着符传递到患者身上。

道士通过符来治病的原因，除了受到巫医传统的影响之外，还有着树立道门威望的考量。东汉末年，灾病流行，治病救命成为道派招揽信徒的最佳途径。在治病的过程中，道士通过传授神灵的旨意，给予人非常强大的心理抚慰，对于疗疾也颇有奇效。符在发展过程中，按照病征要求越来越详细化，治病思路也越来越贴近传统医学，符因而成为一种类似药物的存在。只不过在道士看来，用符治病就是神灵与邪气的对决。

祝由

祝由之术，是上古传统医学的重要组成部分。祝由是通过念诵咒语的方式来祛除导致疾病的邪气，从而达到治愈疾病目的的医疗技术。“祝”的意思就是咒语、咒术，而“由”就是导致疾病的缘由。在当时人们的观念中，被神鬼附身是人得疾病的最主要原因，所以需要借助祝由将神鬼祛除，或祈求神鬼离开人体。道教医学自然而然地继承了这一重要的传统。在一系列道教典籍中，都有关于祝由的记载。

与符箓不同，祝由的方式以口头的咒术为主，更为直接。与符箓一样，祝由科的传统可以追溯到上古时期。巫医善于将祝由之术当作治病的首要手段，在医疗技术与手段尚未显著发展之时，人们仍然需要借助巫师施展祝由之术来解决各种身体问题。在《五十二病方》中有三十条关于祝由的内容，分散在不同的疾病条目之中，涉及内科、外科、妇科、儿科、五官科等。在这三十条祝词中，以祝愿为主的祝词语气温和，表达了向神灵祈福的愿望。以驱邪为主的祝词，内容就十分严苛，希望可以借此将邪气祛除干净，此外还要表达对于驱邪的信心。这一法术从病者的心理入手，建立在病者对医者的信任之上，类似于现代的心理治疗。可见，祝由治病，主要在于治心，铲除病人心中对恶魔的恐惧，从而使疾病得到缓解。在一些祝由方中，还要有药物同时配合使用。

六朝时期，不仅道教经典，甚至佛教经典中都有因为精神出现问题，而求助于祝由的案例。唐代，正规的官方医学制度建立起来，祝由成为医学教育中一项专门的科目，负责祛除邪魅。孙思邈的《禁经》中也保留了大量的祝由治疗方式。到了明代，祝由科在主流医学界失去了地位，但是利用祝由治病的方式仍在民间宗教中存在。

道教利用符咒治病，有一套非常严密的治病仪式。在实施咒语之前，道士需要沐浴净身、焚香、设坛，并遵守严格的戒律。明代的道教文本《太上祝由科》中，记录了详细的祝由的条例。祝由术种类繁多，不同的疾病采用不同的术法应对，此外，还有一种特殊的召请天医符咒。在《上清灵宝大法》之中，有对于天医的描述：天医治病，一是为救度灵魂，二是为治疗亡灵。

由此可以看出，在道教医学发展的过程中，祝由之术的地位并没下降，反而成了一种专门的仪式。道士们将用咒语治病发展成了一门复杂而又严谨的独门仪式，将巫医的影响绵延到道法之中。

三　道门圣手与道门其他医疗活动

1 道门圣手

杏林仙道，以德度人——董奉

董奉，字君异，生于东汉末年，卒于西晋。葛洪的《神仙传》为其立传，书中描述的董奉，颇具神仙的传奇色彩。史书之中很少有董奉的记载，对董奉如何修道的经历也描述甚少，董奉的生平以及一些“治病传说”基本见于葛洪的《神仙传》。董奉行医的故事被《神仙传》收录应该与董奉行医时善用秘术有关。《福建通志》《长乐县志》中，也有董奉行医的简要记载。不同于六朝其他时期著书立说、名扬四海的高道，董奉更像是《庄子》里淡泊名利、飘然于世外的仙人。

董奉早年生活在侯官县（今福建省福州市）一带，后入庐山结庐而居。他云游四方时，一路以岐黄之道救治他人。上至达官贵人，下至平民百姓，纷纷前来寻医问药。董奉治病的手段，不同于一般医家。他在用药的基础之上加上道门法术，常能治普通医家不能为的急重之症，甚至能使人起死回生。有一个人曾任董奉老家侯官县县长，他离任之后多年都未曾再回到侯官县，后来有次路过，发现众人容颜尽改，而董奉依旧未变，他深感惊奇，连连追问修道秘术。董奉笑而不答。

后来董奉百年成仙之时，样貌依旧如三十岁许，不可不令人惊叹。

《神仙传》中记载，交州刺史士燮暴病死去。去世三日后，恰逢董奉路过交州。董奉得知此事前去看望，把三粒药丸放在死者口中，灌水喂下，然后让人把死者的头捧起来摇动着让药丸溶化。不一会儿，士燮的手脚便可以活动。几日之后，士燮便能开口说话。后来据士燮回忆，在恍惚间，他已被黑衣人拉去，投入了关押死囚的地方。这时，他听到门外有人说，太乙真人派使者来召见他，于是便被带上了一辆红盖马车。有三人坐在车里，其中一个人拿着符节，他们一起将他送到了家门口。他便逐渐恢复了知觉，醒了过来。太乙真人在道教的神谱中占有重要地位，士燮所说的使者就是董奉，符节是具有道教驱邪特征的法器，从这里可以看出董奉的医术带有鲜明的道教特征。治愈之后的士燮对董奉感激有加，再三挽留，可董奉一心慕道，在交州居住了一年之后，便以假死的方式毅然离去。广西《苍梧县志》对这件事也有简要的记载，也描写了董奉“起死回生”的细节。

后来董奉在庐山定居下来，而著名的“杏林”典故便发生在庐山。依据记载，董奉在庐山居住修道时，每日上门看病的人络绎不绝。董奉分文不收，却有一个奇特的要求，经他手治愈的病人，必须要在山间栽种杏树。病人根据得病的严重程度来栽种，病情轻者种一棵，病情重者种五棵。多年后，他治愈了成百上千的病人，杏树也越来越多，蔚然成林。最神奇的是，这些杏树之下并无杂草，如同有人专门清理过一样。待到杏树结果之时，董奉便在杏林里盖了一个草庐，告诉人们：想买杏的，只需拿一罐谷物倒进仓房，便可换走一罐杏子。有人没有按照他的吩咐去做，企图用很少的谷物换取更多的杏，这时候杏林里就会有一群老虎吼叫着追过来。贪心的人便落荒而逃，罐子里的杏子掉了一路，贪心的人回家后一数，剩下的杏子数量与送去的谷物一样多。而那些直接偷杏的人，就会被老虎咬死，死者的家人将偷来的杏悉数归还，并且对董奉磕头谢罪，董奉才会让死者复活。只有道术高超的道士才能控制老虎这样的猛兽，唐代的道医孙思邈也有类似的传说流传于世。每年用杏换来的粮食，董奉都用来赈救贫困民众或者接济在外赶路盘缠不够的旅人，一年可以救助两万余人。

满山的杏不仅可以换取粮食，同样可以入药救人。一日董奉在林中劳作，一名昏迷的书生被送来请他救治。董奉诊断之后，嘱咐书生家人将杏干与云雾茶一起泡。书生服下后，少顷便腹疼难忍，排出疫虫后，胸腹顿感舒坦，立刻痊愈。董奉炮制的杏干茶具有导滞、清肠、通便的功效，还能安神消烦，使得书生精神与身体都得以康复。

因为董奉的事迹，后人便以"杏林春暖""誉满杏林"称颂良医美德。"杏林"成为我国古代对医界的颂称，成仙而去的董奉与三国时南阳（今河南省南阳市）的张仲景、谯郡（今安徽省亳州市）的华佗齐名，并称"建安三神医"。"杏林春暖"这一典故更是与苏耽普济众生的"橘井泉香"并称为中国古代医家的两大经典典故，亦是医者信奉的治病救人的道德准则。

儒道双修、金丹成仙——葛洪

葛洪，字稚川，号抱朴子，丹阳句容（今属江苏省）人。葛洪生于晋武帝太康二年（281），卒于东晋哀帝兴宁元年（363)，享年八十三岁；另有一个说法是卒于东晋成帝咸康七年（341），享年六十一岁。《晋书·葛洪传》与《抱朴子·外篇·自叙》记录了这位高道的一生。葛洪家世不凡却历经坎坷，他幼承祖训学识丰厚，中年曾入仕为官，晚年隐居山林，隐居期间为后世留下了思想巨著《抱朴子》。葛洪推崇服食金丹以长生不老的方法，所以对草木药和金石药十分了解，除此之外，他还擅长治疗各种疑难杂症，是一位医术高超的道士。

葛洪出生于江南一个著名的士族家庭，祖辈世代为官。据《抱朴子·外篇·自叙》中记载，少时葛洪并不是一个天资聪颖的孩子，他性情内向愚钝，不爱读书。葛洪十三岁那年，父亲去世，家道中落，他开始奋发学习。据考证，葛洪十五岁拜高道郑隐为师，学习神仙导养之术。郑隐是一位有名的道士，精通儒道经典。《抱朴子·内篇·遐览》云："郑君本大儒士也，晚而好道，由以《礼记》《尚书》教授不绝。"葛洪继承了他儒道双修的思想。

二十岁的葛洪精通五经，善诗、赋、杂文，也想过著书立说，但是内心无意仕途。葛洪也常常羡慕名人归隐的事迹，因此更加勤奋锻炼身体、修身养性。在《抱朴子·内篇·遐览》中，葛洪这样评价这段时光："年尚少壮，意思不专，俗情未尽，不能大有所得。"青年时期，葛洪先是从军，因友人推荐他为广州刺史做参军，他便南下广州。后来友人竟遭人暗杀，葛洪于是被迫滞留广州近十年。滞留期间，因道结缘，受到南海太守鲍靓的赏识。鲍靓不仅将《三皇文》授予他，还将自己的女儿鲍姑嫁与他为妻。于是葛洪便专心问道，倾力完成著作《抱朴子》。葛洪中晚年时，又一

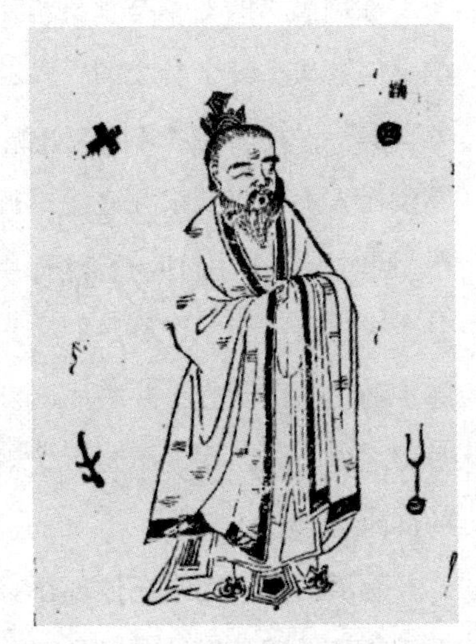

葛洪像

陈嘉谟《图像本草蒙筌》，明崇祯元年刊本，中国国家图书馆藏

度任官十余年，此后他便回到罗浮山炼丹，直至“成仙”离去。罗浮山地处岭南，植被茂密，有许多珍稀的草药。葛洪与妻子鲍姑隐居于此，建了东、西、南、北四座庙。在修道之余，他们广泛收集民间验方，入山采药，鉴别、炮制中草药材，救治周围的百姓。

他强调药物的好坏不在于价钱是否名贵，而是穷苦人能否用得起。《肘后备急方》中记载了许多实用性强、药材易得且便宜的方子。一日，一位农妇前来求助葛洪，说她的丈夫得了重感冒，由于没有钱请医买药，拖了几日都不好，农妇非常担心。葛洪嘱咐她将家里的生姜、葱头、豆豉等食材拿出来一些，在锅中煎熬一刻钟，等到收汁后，盛出来一碗饮用。病人服用三四次之后，感冒竟然痊愈。这三味食材，都是解表散寒之物，用热水煎服，便能发汗驱寒、通气散邪，适用于外感之症。这就是“姜葱豉汤”的由来。

除用简单的药物与食材治疗常见病，葛洪对于疑难杂症也有自己的独门秘诀。某个县令的夫人，怀胎九月之时竟感染了伤寒，病人高热口渴，舌苔黑刺，却因为妊娠期间不能用虎狼之药，众人一筹莫展。葛洪命人去井底掏出井底泥，敷在病人肚脐之上，干了之后再换新的敷，同时配合服用竹叶石膏汤，用来治疗热病气阴两伤之症。六日之后，县令夫人诞下了一个健康的婴儿，母子平安。原来这“神泥”也是一味中药，中医认为，井底泥出自井底，有地中至阴之气。敷在肚脐与丹田之处，可以保证胎儿不受热邪的侵犯，井底泥是治疗妊娠期热症的良药。

葛洪的高明医术还体现在对于疫病的防治上，他对一些传染病的发病特点、感染途径有极为细致的研究。除此之外，他也注重特效药的使用，屠呦呦提取青蒿素治疟疾的想法，就来自《肘后备急方》。虽然葛洪对于疾病的认识十分深刻，行医多年也十分受人爱戴，但成仙仍旧是葛洪的人生夙愿。咸康七年，葛洪写信给广州刺史邓岳，说自己要去远行修道，马上就要出发。邓岳赶到之时，葛洪已经去世，面容像睡着一样的安详，入棺下葬之时尸体却消失，只剩衣物。葛洪的一生经历传奇，著述颇丰，纵横儒、道、医三家。为后世医家、道门留下了珍贵的精神财富。

女针灸家——鲍姑

鲍姑，名鲍潜光，生于西晋怀帝永嘉三年（309），她的父亲鲍靓是南海太守。鲍靓知识渊博，深谙修道之术。鲍靓与葛洪私交甚笃，便把鲍姑嫁与葛洪为妻。鲍姑从小受到父亲的熏陶，后又在葛洪的帮助下开始学习医术，尤其擅长用针灸治病。她发明了许多治病的灸法，填补了以往针灸学以“针”为主，缺少“灸”法的空白。葛洪《肘后备急方》有针灸医方一百余条，其中灸法部分，相传是鲍姑帮忙完成的。鲍姑是历史上第一位女针灸家，她一生行医采药，足迹遍布岭南各地，许多地方志和府志中都有记载。《西华仙箓》云：“常有老姥采苹其间，莫测所自来，问之，曰：吾鲍姑也。”广州三元宫现仍存“鲍姑井”和“人体穴位图”的碑刻。三元宫的前身是一座名叫越岗院的道观，相传是鲍靓所建，鲍姑曾在此用井水与红脚艾救治百姓，她深受当地百姓爱戴。人们为了纪念鲍姑，修建了鲍姑亭、鲍姑井与鲍姑殿。

鲍姑善于灸法，尤其善于治疗赘瘤和赘疣，她经过实践发现灸法对治疗瘤和疣有奇效。据《鲍姑祠记》载，鲍姑用越秀山产的红脚艾，去灸人身上长赘瘤的部分，灸过之后非常有效，再不复发。红脚艾是越秀山下的一种常见药材，叫作广东刘寄奴，别名甜菜子，有破血化瘀、下气通络之效。岭南地区气候湿热，湿热瘀阻于体内，皮肤便会长瘤与疣。这种病反复发作，难以根治，令人十分困扰。鲍姑的治疗方法创新独到，她采用平凡的药材解决难题。除此之外，鲍姑还创造了隔物灸，如隔盐灸、隔蒜灸等新式灸法。她隔着盐和蒜来灸身体不舒服的部位，将灸温补的特性与盐、蒜的药物作用相结合，将艾的治疗功效发挥到最大。这些灸法妥善解决了许多临床医学问题，一直沿用至今。

相传，在葛洪羽化成仙后，鲍姑继续在岭南一带行医，后来也成仙而去。《太平广记》中有一段关于鲍姑成仙后回到尘世间治病救人的故事。唐代贞观元年，有个叫作崔炜的人，生性豪爽，他在南海做官，中元节出门看庙会时，救了一位被人殴打的老妇人。第二日，老妇人对崔炜说："谢谢你救了我，我善于用灸法治疗赘疣，现在我把治疗疣的方法传授给你。每次遇到赘疣，只需要一炷香就可以治愈，治愈之后人的皮肤比以前还要光滑。"老妇人把方法传授给崔炜后，一下子就消失了，这个老妇人就是鲍姑。鲍姑灸法就这样流传下去，救治了很多人。

山中宰相、炼丹高手——陶弘景

陶弘景，字通明，自号华阳隐居，谥号为贞白先生，南朝丹阳秣陵（今江苏省南京市）人，生于宋孝建三年（456），卒于梁大同二年（536）。他一生经历了宋、齐、梁三个朝代。出身于士族的陶弘景，从小承袭上流世族门阀的学识传统，学识渊博自不必言。身为医学世家的后代，他从小耳濡目染，在良好的家学熏陶下，通晓医理。陶弘景是继葛洪之后，道门中难得的医家圣手。年轻时，陶弘景与皇家交情甚笃，中年因求官道路险阻，加上对于道门的向往，他便弃官入山创立茅山派，专心修道。无论是修道还是行医，陶弘景都持有严谨的态度。他严格考据修道理论，悉心炮制丹药，尽力帮助梁武帝实现长生不老之愿望。

南朝士族中不乏凭借医术进入上流阶层的家族，陶弘景的祖父陶隆深谙医理，又跟随宋孝武帝征战四方，建立了赫赫战功，被封为晋安侯。其父陶贞，同样精通医理，更兼通晓经史子集，官至孝昌县令。作为上流社会的一员，陶弘景曾担任宜都王的伴读，与梁武帝的交往也十分亲密，是梁武帝时期大名鼎鼎的“山中宰相”。梁武帝对于陶弘景异常信任，重大问题都要向他请教。据《南史》记载：“国家每有吉凶征讨大事，无不前以咨询，月中常有数信，时人谓为山中宰相。”

梁武帝虽然将佛教立为国教，却颇有道教情怀，对于炼丹、长生之事亦非常执着。《南史》记载，陶弘景因得到御赐的药物原料从而成功炼制成“色如霜雪，服之体轻”的仙丹。但一切并不如看上去那么顺利。据记载，陶弘景对于梁武帝的“炼丹诉求”并没有那么乐于接受。作为一个有政治抱负的士族人物，他更希望皇帝将自己看作贤臣，而非方士之流。在梁武帝求仙丹的压力之下，陶弘景几次开炉却并没有将丹成功合成。无奈之下，他离开茅山，别居他处整理道门手书，几年后因诏才又回到茅山。晚年的陶弘景专心整理、书写道门经典，向梁武帝进献自己所写的仙真传记，并积极参与梁武帝举办

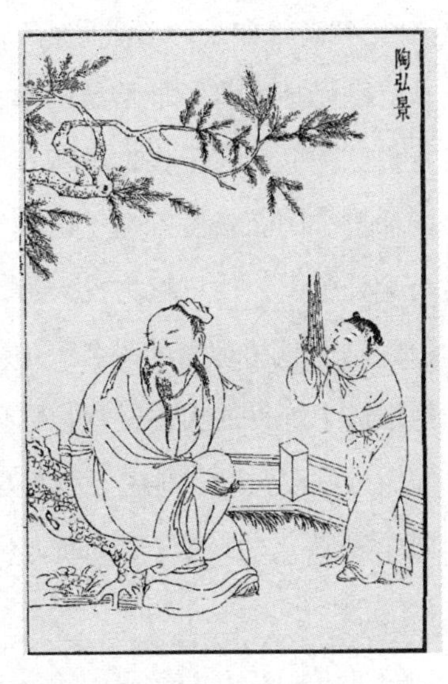

陶弘景像

《正统道藏》本，北京白云观藏

的佛教盛事。陶弘景死后，梁武帝赐予谥号贞白先生。

陶弘景精通本草，编写《本草经集注》一书。此书有七卷，共记载了七百余种药物，书中将药物按照玉石、草木、虫、兽、果、菜、米食等进行分类。《本草经集注》是陶弘景对于《神农本草经》的注释，书中的注释部分就被称作“陶注”。这本书内容翔实，是一部里程碑式的作品，对唐以后的本草学发展产生了很大影响。《新唐书·于志宁传》记载，唐初，于志宁在修订官方本草书籍时，就以《本草经集注》为蓝本。皇帝问他为何要用此书，于志宁回答说，此书是《神农本草经》的注本，陶弘景不仅修正考订了原书的百种药物，还增加了一百多种新的药物，实属不易。唐太宗大为赞叹。非常可惜的是，原本的《本草经集注》已经遗失，我们只能在敦煌残卷和后代典籍引用的文字中对此“神书”略窥一二。除了本草学的贡献之外，陶弘景还修订了葛洪的《肘后备急方》，编成《补阙肘后百一方》流传于世。

“高峰如云，清澈见底”是陶弘景写给朋友谢中书信中的诗句，非常贴切地形容了他怡情山水、志存高远的品格。《梁书》《南史》皆提到陶弘景对于张良“运筹策帷帐之中，决胜千里之外”治世功夫的仰慕。陶弘景虽寄情于山水，但仍念念不忘朝堂之治。一腔政治抱负无处施展，他将精力投入道门经籍。他收集真人下降的手书，编成《真诰》；他整理六朝时名医用药，注释上古本草著作《神农本草经》；他推进了炼丹的实验过程，将理论实践化；他在天文历算和地理学方面做出许多贡献；他甚至对经学、兵学都有研究。陶弘景的学识“广博而多杂”，涉及许多方面，是一代道门圣人。

百岁传奇、大医精诚——孙思邈

孙思邈，号真人，又号太白处士，唐京兆华原（今陕西省铜川市耀州区）人。史书中孙思邈的生卒年并没有一个确切的结论，约生于隋文帝开皇元年（581），卒于唐高宗永淳元年（682）。关于这位传奇老人的生年记载，最早出自其徒卢照邻的诗句。卢照邻《病梨树赋序》言："自云开皇辛酉岁生，至今年九十二矣。"清代《四库全书总目》记载却不尽相同，四库群臣将孙思邈的出生年月定于隋文帝开皇辛丑年，学界对于"辛丑"与"辛酉"的孰真孰假争论不休，并没有定论。

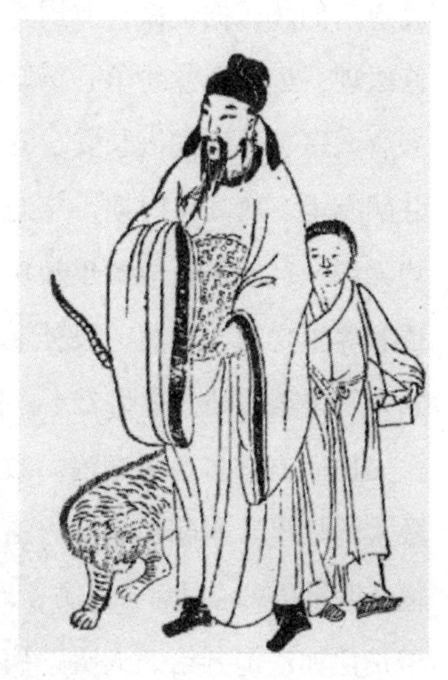

孙思邈像
陈嘉谟《图像本草蒙筌》，明崇祯元年刊本，中国国家图书馆藏

孙思邈少年时就表现出非凡的学习能力，据《旧唐书·孙思邈传》记载，他七岁入学，每日可诵读千余言，及至弱冠，便已擅长谈论庄子、老子及诸子百家学说，尤其钟爱佛教经典。由此可见，少时孙思邈就偏爱佛道二家的思想。孙思邈从小体弱多病，家中为他延医求药，罄尽家产。于是孙思邈便少时立志学医，他发奋学习研究医家各术，钻研切脉诊候。跟一般医家相比，孙思邈更加重视治未病和对身体的保养。道教修行炼养的方法在孙思邈这里有了更加全面的发展，特别是炼丹术与丹药服食部分。在葛洪金丹思想的基础之上，孙思邈对于丹药的功效进行严格的品鉴，去伪存真，用温和效力的草木药取代有毒或不易获取的金石药物，"药王"

之名因此广为流传。

《续仙传》中以神仙家的身份收录了孙思邈的事迹，其人其事颇具道门仙风。据记载，北周宣帝年间，孙思邈开始修行于太白山，研修医理，远离庙堂纷争，杨坚招其为国子监博士，被孙思邈婉拒。后来唐太宗召孙思邈入长安，讶异他的面貌如少年，不禁感叹神仙之道驻颜有术。唐高宗时期，年逾九十的孙思邈精神状态仍旧极佳，视听均无碍。这使得正值壮年却疾病缠身的卢照邻羡慕不已，于是便向他请教养生之道，遂成一段佳话。高宗永淳元年二月十五日，孙思邈将家人召集至一处，嘱咐若干，便溘然而逝，尸解成仙。

民间有许多孙思邈治病救人的传说，其中就有他用道门方剂治病救人的故事。唐朝初年南方瘟疫频发，恰逢孙思邈在常州一带行医，他查阅葛洪的《肘后备急方》，发现一味预防瘟疫的方剂叫“屠苏酒”。于是他如法炮制给病人喝，病人喝了之后痊愈，瘟疫便不再流行。为了普及这一防疫方式，他将方子写下，大量张贴在寺庙的门柱之上供人取用，江南一带流行的岁末饮“屠苏酒”的习俗便由此而来。

孙思邈与草药的传说也颇有仙家风骨。传闻，一日孙思邈上山采药，看到一只雌鹤倒地不起，身旁有几只幼鹤在哀鸣，这时，空中一只雄鹤飞来，将一味草药喂入雌鹤口中，雌鹤吃到草药之后，很快就恢复了健康。孙思邈将仙鹤吃的草药与自己所采的一对比，发现此药便是具有活血化瘀功效的川芎，他不禁吟诗：“川西青城天下幽，神仙洞府第一流。白鹤巧衔送仙药，来自苍穹云霄头。”

孙思邈作为医疗领域中地位超然的“药王”，以其独到的视角、丰富的临床经验，阐释温病、养生、药物等方面的内容，著有《千金要方》《千金翼方》等著作。他建立了以五脏六腑为纲的脏腑辨证体系，为隋唐道教医学思想的发展提供了理论基础。除此之外，他对医者医德的严格要求也感人至深："凡大医治病，必当安神定志，无欲无求，先发大慈恻隐之心，誓愿普救含灵之苦。"（《千金要方》）"大医精诚"就像中医版的"希波克拉底誓言"，激励着一代又一代的医者前行。

五脏修养——胡愔

胡愔，道号见素子，又称素女或者见素女子，晚唐时期人士。历史上关于女性修道者的记载并不多见，具有医学素养并留有历史记录的坤道，除了葛洪的妻子鲍姑，比较有名就是胡愔。胡愔的个人生平，史书中并没有专门的记载，只能从她的著作自序中略窥一二。胡愔继承了孙思邈的道医思想，又结合自己的修炼经验，写成《黄庭内景五脏六腑补泻图》一文传世。她依靠对《黄庭经》的独到见解，对人体内脏生理功能以及病理机制做了阐释，提出了"五脏炼养学说"以及"月令养生修炼法"。胡愔将晦涩的道门修炼法提炼成简单易懂的养生法则，使人受益匪浅。胡愔对于《黄庭经》的修习研究，大多是关于医理的探讨，注重脏腑与时节的养生。《黄庭内景五脏六腑补泻图》以"五脏六腑"为主要讨论对象，胡愔认为通过了解脏腑的各种功能，就可以从脏腑理论引申到疾病的病机理论，从而对症下药、引导修身、治病养生。胡愔的研究推进了脏腑理论的发展，并将晦涩难懂的道门修仙法，变为雅俗共享、简单易行的百姓修身之道，可谓是功德一件，为道教医学理论的发展贡献了不可忽视的力量。

真山难老、移民文人——傅山

傅山，初名鼎臣，字青竹；后改名山，字青主。明末清初隐居山中修道。他的一生历经明清五位君主，动荡的生活环境赋予他思想的多元与醇厚，梁启超将傅山与顾炎武、黄宗羲、王夫之、李颙、颜元一起列为学问及思想界的“清初六大师”。历史上的傅山，以精湛的医术与书法闻名，他对于妇科疾病颇为擅长，著有《傅青主女科》传世。在书法方面，他广泛涉猎各家各体，以草书最为见长，独创“连绵草”体。傅山博览群书、博采众家，对儒释道都有深入的研究，开启了清代以金石遗文证释经史和子书研究的风气，提出“经子不分”“经子平等”。

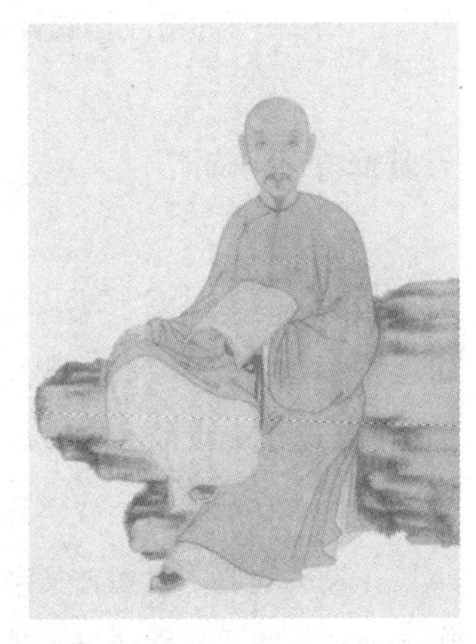

傅山像

叶衍兰、叶恭绰编《清代学者像传》，中国国家图书馆藏

傅山出生于晋地的一个书香世家，家学渊源。祖父傅霖，是明嘉靖年间的进士，也是位喜欢吟诗的风雅之士，并有文集传世。傅山的父亲是万历年间的贡生，以教书为业。在这样的氛围中，傅山受到了良好的家庭教育，为他成为一代大师打下了坚实的基础。傅山七岁开蒙读书，对于读书有很好的领悟力，十五岁时就考取了秀才，读书的同时，傅山也喜爱练习书法。

傅山还曾积极投入到反清复明的政治运动中，表现出了强烈的忠君意识，他的中年就在摇旗呐喊的动荡中度过，清军打入山西之后，他放弃一切，毅然决然出家入道。他在寿阳县（今陕西省寿阳县）五峰山拜郭静中为师，道号朱衣道士。关于傅山入道最初的记载出现于乾隆年间的《寿阳县志》：顺治元年（1644）中秋，心中愤懑忧愁的傅山需要一个抒发情绪的出口，他与高道郭静中在五峰山彻夜长谈，论及国事，不免伤感，最终听取了郭静中的意见，入山修道。傅山苦读道教经典并著书立说，其作品《霜红龛集》中收录了他对道教经文的注释，除此之外，他还对《老子》等书的章节句子做诠释解读。

傅山年少时，一次父亲久病不愈，他到文昌庙去寻医问药。住持让他拿一壶净水和一个水杯，将水倒入水杯之中，跪下来祈求神灵的指示：如果水杯中出现黑色的药，代表病人病情就会恶化；如果出现红色的药，病人很快就能痊愈。傅山按照嘱咐将水倒入杯子中，过了一会儿，起来看到杯中有黑色的药丸十余颗，傅山又跪下祈求，过会儿再看，杯中浮现出朱砂粒。傅山大喜，将药带回家中给父亲服用，其父很快痊愈。经此一事，傅山对于道家的医疗方式颇为推崇，对各种内丹功法也有自己的研究。

山中的生活使傅山的思想更为开阔，他到各地拜访有名的学者，寄情于山水之间，游历于各地的名川大江，足迹踏遍半个中国。他在晋中款待来访名儒，与众多艺术名流交往。清政府以高官厚禄请他出山，他不为所动。傅山最喜劫富救贫，对于穷苦人家伸出援手，对于蛮横的富人则置之不理，颇具有侠医风范。晚年傅山没有其他收入来源，只能靠医术养家，晚景颇为凄凉。傅山的一生，问心不愧于国家，责己不愧对民众，是一位风骨铮铮、博学众采的大家。

2　道门及其他医疗活动

汉代道士群体的医疗事迹

东汉末年，道派的发展仍处于起步阶段，关于道士身份以及群体的归属，并不像六朝时期那么明确。很多修道之人无法归属到明确的道派中，但他们具有与道门人士相似的特性，懂得长生不老之术，能用药物以及符水等手段进行医疗等活动。可以将这一类人看作方士群体，也可以看作道士的前身。在美国汉学家康若柏的研究中，他们也被称作“修道者”或者“修仙者”。他们的生平事迹，大多收入在《神仙传》《列仙传》《洞仙传》等传记之中，这些内容虽然在正史当中鲜有记载，但也绝非没有研究意义。中国台湾历史学家林富士在讨论此类问题时，从历史学家的角度，对故事来源的文本进行了甄别，他认为这些仙传文本虽有许多值得推敲之处，但仍旧可以当作史料进行分析。通过这些仙传，我们可以了解当时“修道者”们的医疗实践。

张道陵

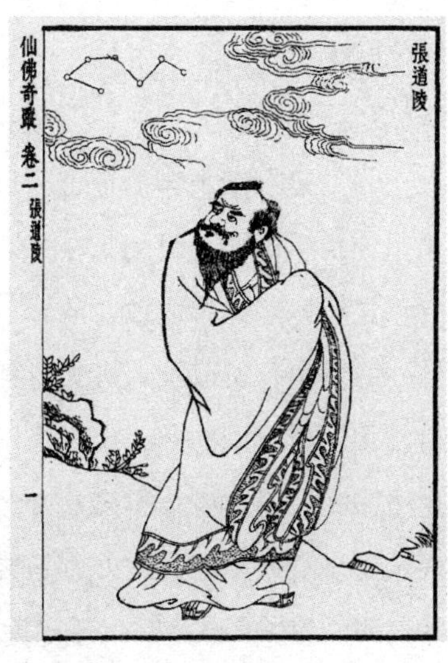

张道陵像

《正统道藏》本，北京白云观藏

东汉末年的瘟疫为天师道的兴起提供了土壤。人们对于疾病治疗的需求，成为他们信仰道教的重要原因。民国时期的《钟山县志》中记载张道陵善于用符水治病，并且曾在今广西白云山东麓的丹霞观炼丹药。张道陵精通行气、导引、房中、服食和金丹等修炼之法。他治病的手段，就是让病人将自己之前的罪过写下来，然后将写好的手书扔进水里，在神明面前发誓不会再犯同样的错误，这样疾病就会痊愈。这也是早期天师道招揽信徒，治疗疾病普遍采取的方法。天师道认为疾病产生是因为患者自身的罪过问题，所以会采取仪式与符箓的方式进行治疗。

王遥

王瑶是东汉末年的一位道士，《神仙传》中记载他是鄱阳人，已经娶妻但无子。他治病的方式非常独特，是将八尺布铺在地上，让病人坐下，不吃不喝保持静坐的姿势，过了一会儿，病人就会痊愈。如果病人是因邪气致病的，他就画地为牢，将能治病的邪魅招至此牢之中。这种治病方式没有用任何治病工具，单纯凭借道士自身的法力进行治疗。从中也可以看出道士认为邪气是致病因素之一，驱除邪气便可以使身体恢复健康。

封衡

封衡是东汉末年的道士，自幼学习道术。他最初想通过服用黄连来达到长生不老的目的，在持续服用了五十年后，他开始服食白术。百年之后已经颇有成效，他看上去像是二十岁的年轻人。封衡常常骑着一匹青牛，所以被人称为青牛道士。有人来看病，他便给病人服用自己腰间竹管中的药，或者采用一些针灸疗法，效果很好。封衡的养生主张是：不过劳，不多食，保持一定的锻炼，减少思虑，不要喜怒哀乐溢于言表，除此之外就是要节制房事。他写了许多养生的传世书籍，如《容城养气术》《墨子隐形法》《灵宝卫生经》等。

尹轨——楼观道

葛洪的《神仙传》记载：尹轨，字公度，太原人，博学强识，学通五经，对于天文星象、河图谶纬非常擅长。他晚年学道，服食黄精养生，一直活到近百岁。楼观派是六朝时期兴起的一个道派，尹轨是楼观派中非常重要的一个人物，相传他是尹喜传人。尹轨最擅长的是治疗疫疾，他携带药物的方式同青牛道士封衡类似，也是用竹筒装好，佩戴在腰间。他还擅长炼制外丹，曾经帮助他的徒弟用铁、铅炼制丸药。有一味药丸叫“务成子萤火丸”，主药为萤火、鬼箭、蒺藜、雄黄等，可以祛除恶虫与猛兽，随身携带，可以辟除恶气与疾病。

相传尹轨曾将秘方传给汉代将军刘子南，刘子南得到此方，上战场杀敌时候也随身佩戴，敌人的箭射向他，却不能近身。敌人以为他是神人，就主动撤兵解围而去。后来刘子南把做荧光丸的方法传授给军中亲信，大家如获至宝。汉代末年，青牛道士封衡得到了这一药方，并且把药方传给了皇甫隆，皇甫隆传给了魏武帝，而后逐渐传到民间，《千金翼方》中有对此药方的记载。

苏耽

苏仙公名字叫作苏耽，汉文帝时期得道。一日仙公洒扫门庭，修饰墙宇，看到仙人驾着白鹤而来，他便向母亲辞别，说即时要成仙而去。母亲非常不舍，苏仙公便告诉他的母亲，在他去后第二年，天下要发生大的疫疾，庭间的井水和院子中的橘树可以治疗疫疾，使用井水一升、橘叶一枚便可以治愈一个人。第二年果真发生大疫，按照苏仙公所授方法服用井水和橘叶的人，全部都痊愈。虽然井水与橘叶有一定的药用价值，但要达到治疗瘟疫的目的，并非常人可以办到的。后来每逢甲子日，人们都要到苏仙公的故居焚香礼拜，表示敬意。他的故事记载在《洞仙传》之中。

魏晋六朝道门医疗活动

从南北朝开始，道教各门派都有道士从事医疗活动的记载。在道派发展过程中，不同门派使用的治病手段也有一定差异。比如天师道主要用符水、上章等方式治疗疾病，而上清派的道士更多使用按摩、守一、胎息等修炼法疗疾。道士的医疗活动有不同的目的，有的是为了弘教，有的是为了在乱世治病救人，有的是仙人授命的使命感驱使。

他们使用的治病手法千奇百怪，治病的传说也颇具几分缥缈隐逸的情怀。这些道医们，有一些是传说中的神人，有一些是世俗中的隐者，他们尽量满足病人的需求，广结善缘。

杜灵——天师道

杜灵作为天师道的一名祭酒，秉承了天师道以上章和符水治病的法术，活跃在东晋成帝至孝武帝在位期间，《道学传》《洞仙传》中都有杜灵治病救人故事的记载。有一位叫作陆纳的尚书令，年近四十岁患了疮病，他们家世代都会得这种病，并因此而短寿。杜灵听闻，便为他上请奏章，又给他吃“灵飞散”，消除他不好的运气。经过治疗，陆纳得以颐养天年。灵飞散这味药，是道门延年益寿的一个名方，以云母、茯苓等九味中药制成，服用之后，可以滋补肝肾、清热凉血、疏风化痰、明目安神。杜灵用灵飞散治疗陆纳的疮病，对症下药，药到病除。杜灵以高超的医术得到了百姓的爱戴，因此招揽了许多弟子。《洞仙传》记载“十年之内，操米户数万”，其影响力可见一斑。

干吉——干君道

干君道是六朝时期江南流行的一个道派，大概是黄中起义失败后演化出的民间道教。《历世真仙体道通鉴》中记载，干吉是干君道的始祖，他吸引人入道的方式，就是用“符水”来替人来治病。干吉通过符水治病招揽了许多信徒，虽然他最后被孙策以“妖道”之名问斩，但连孙策的母亲都为他求情。《神仙传》中记载，一名官员得了一种癞病，绵延数十年都没有痊愈，他求助于干吉，干吉让他辞去官职去养马，官员照办了，三年之后，官员的病果然痊愈。这个故事在《江表传》中有另一个说法——干吉烧了道书给这个官员，并且给了他金丹，于是官员得以痊愈。官员病愈之后，身体也十分健康，年过九十，还脸色红润，精神矍铄，就像童子一样。

葛玄——葛氏道

葛玄（164～244），字孝先，丹阳句容人，自幼十分好学，是名动江左的才子。因为受到了父辈崇尚黄老的影响，他喜欢游山玩水，性格淡泊无欲，从17岁开始，便入天台山学道。《抱朴子》和《神仙传》中有许多关于葛玄的记载，在《抱朴子・内篇・金丹》中，就有葛玄向郑隐等传授金丹之术的记载。葛玄遨游山海，擅长治病，并且精于辟谷之法以及收劾鬼魅之术。今江西阁皂山有许多葛玄修道的踪迹，阁皂山中遍地都是名贵的药材，为葛玄的修道提供了丰富的本草资源。葛玄在当地修道的时候，还亲手种植药材，惠及后人。

杨羲——上清派

杨羲（330～386），是六朝道派上清派中十分重要的人物，他擅长与神仙沟通。仙人们对于修炼的教导以及对于仙界的描述，当时都通过杨羲传达给世人，其中就有关于治病的内容。陶弘景的《真诰》中记载了杨羲对于疾病的认识以及他的一些医疗活动。杨羲的治疗方式，多与上清派修行的方式有关，如按摩、叩齿、行气等，还采用一些针灸疗法。在对身体的认识上，杨羲推崇体内神的观念。体内神是上清派十分重要的修炼思想，上清派认为人身体中的五脏六腑和四肢器官都有神灵守护，通过对体内神名讳的诵咏与存思，可以达到治疗疾病的目的。

王纂——独立道士

西晋末年，瘟疫横行，据杜光庭《太上洞渊神咒经》记载，金坛马迹山道士王纂，常常以一己之力救助病患。见到许多人因为瘟疫丧失性命，王纂便在静室内向太上老君祈求解决的方法。太上老君将“三五大斋之诀”传授给王纂，王纂按照经品进行斋戒科仪等仪式，在江表（今长江地区）一带，救治了许多人。王纂用斋科的方式进行治病，更强调“功德”对于治病的重要性。

吴猛——净明道

吴猛是早期净明道“十二真君”之一，擅长医道，曾被授“大功如意丹方”，并且有许多治病的逸事流传。吴猛用符水治疗疫病，因为前来求助的人太多，吴猛只能将百步之内的江水都施上法术，让病者随意舀取，喝到水的人全部痊愈。吴猛也善于用诵章的方式进行救治，相传他通过诵“三皇诗”，治好了一位道士的疟疾。

宋元时期

王重阳与全真七子——全真道

关于王重阳及其弟子的医疗活动，就要从全真派的教义谈起。全

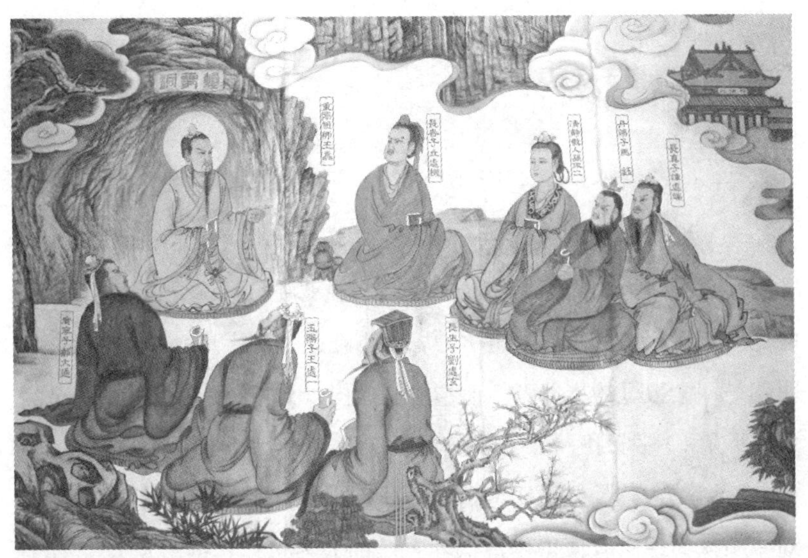

王重阳与北七真在烟霞洞
武汉长春观藏

真道是一个集合了儒、释、道三家思想的道派，其思想当中，除了一般的自我修养，同样提倡与人为善的品德，将帮助他人看作修行的一部分。创教祖师王重阳颇擅医道，除了修炼心法、内丹之术，他认为道士对于医术要有一定的了解，虽然不用执着于此，但也要了解医药知识。“救人设药”的功劳对于修行来说十分重要，医药成为一种匡扶正义、济贫救弱的手段。

擅医的传统在全真道的发展过程中一直被保留。《甘水仙源录》中，记载了王重阳以治疗谭处端宿疾来度其入道的故事。另外《重阳全真集》中还收录了一些关于药物治疗疾病的诗歌。王重阳的弟子，“全真七子”之一王处一，擅长治疗疾病；马珏也有针法传世；丘处机也十分重视养生，他写有《摄生消息论》一书，主张按照四季对身体各脏腑器官进行保养，并借此书得到皇室的信任，推动了全真道的发展。

明清时期

刘一明

刘一明是清代乾隆、嘉庆年间一位善于医术的道士。他幼年时期多病，求医问药的经历促使他成为一个善于用药、重视医药的高道。内丹修炼兴起之后，道教医学的思想也在此基础上进一步发展，刘一明就是一个很好的推动者。他本身精通内丹修炼之法，也精通医理。他留下了一系列的医书，比如《眼科启蒙》《经验杂方》《经验奇方》等。在治疗方式上，刘一明特别强调丹药的作用，善于运用丹药来治病。刘一明认为，只有懂得修炼保养自己的人才可以“推己及人”，治疗疾病时才能手到病除，疗及病根。他的著作中有对同时代儒医的批判，认为他们不能算是“神医”，原因在于儒医自身没有进行道教方面的修炼。

四 道医经典

历史上流传的医学经典，从内容上可以分为基础理论、本草、针灸、验方、医案等几大类。历来医家都将自己行医的经验、对本草的认识及更新、对疾病的认识著书立说，以嘉惠后人，道门中的医者也不例外。

本章介绍的几部经典，作者或编者都是道门圣手，对于医疗都有自己的心得体会。一些书目对于传统医学的发展有着极大的促进作用，并被后世医家尊为经典；一些书目虽然并不涉及医疗的具体实践，从内容上来说偏向于修行养生，但涉及身体认知、医疗思想、草药运用，疗疾手段的探讨，故一并予以介绍。

道教医学与传统医学的经典相比有很大不同。首先，从作者身份上来说，道医经典是道门中人留下的著作；其次，从内容上讲，道医经典更多迎合了道士修炼的需求，保留了道教思想中关于身体、疾病、生死的独特观点，具有很高的研究价值。

1 魏晋南北朝

《抱朴子》

《抱朴子》是东晋道士葛洪的著作，抱朴子是他的号。无论从道教内部的修炼，还是从医学理论的创新来看，他都是当时举足轻重的人物。要了解葛洪的思想与医学理论，《抱朴子》是一部不可或缺的经典。该书内容儒道并行，且兼顾医理，正是葛洪这位精通儒道的高士一生修行的总结。

《抱朴子》全书今存有七十卷，分为《内篇》与《外篇》两个部分。《内篇》二十卷，《外篇》五十卷。这本书葛洪以“抱朴子”之名用问答的方式，在书中将关于出世与入世的问题娓娓道来，并为读者答疑解惑。在《抱朴子·外篇·自叙》中，葛洪解释自己为什么自称抱朴子，他写道：“洪之为人，口而骙野，性钝口讷，形貌丑陋，而终不辩自矜饰也。冠覆垢弊，衣或褴褛，而或不耻焉……故邦人咸称之为抱朴之士。”葛洪认为自己的外形不佳，性格不受规矩约束。所以他特立独行，虽落魄却逍遥自在。

《内篇》以道教神仙理论为本，包含修仙之术的方方面面；而《外篇》多为经世致用之道，是葛洪思想中有明显政治倾向的部分。在《内篇》的序言中，他非常谦卑地表示，自己并没有什么卓越的才能。在阅读了许多关于修道的典籍之后，他发现道士之中虽有许多见多识广、知识渊博的人，但是大部分却喜欢仅凭主观经验就随意下论断。为了对修道的人有所助益，他便写了这样一本包含神仙养生各方面的书籍。他谦虚地说，自己的见识虽然浅陋，但是希望其中的观点可以警醒世人。他认为，精妙的修行理论是不可以用言论去表达的。为了扭转世人对于道教修炼荒诞不屑的看法，葛洪将《内篇》单独成书，让有识之士去欣赏这门专精的技艺。

《内篇》二十卷每一卷都有单独的主题，共同构筑了葛氏道的神仙理论。葛洪开篇提到“畅玄”“论仙”，他从玄道的宗旨谈起，描绘了道教的宇宙观，解答了世间的万物如何“以道为始”形成的问题。他认为，世人不信仙人，只是因为没有亲眼见到，但并不能因此否认仙人的存在。所以在《论仙》篇中，他列举了仙人存在的许多证据。而到了《金丹》篇，他就开始大段论述仙丹的种类、炮制的方式、服用的规则以及丹药的效果。他说，草木之药只能够益寿延年，而服用金丹，便可以与天地同辉。他记录的炼制金丹的药物，以雄黄、雌黄、硫黄、磁石为主。这些金石药物，有一定的药理作用，但是也兼具毒性。因此，在服用丹药的同时，还需要服用小豆、菊花、大枣等草木药为辅助，通过药性的配合，达到减毒增效的目的。《仙药》篇则主要讨论药物知识。他对芝草的种类进行了详细的区分，并为其加入了许多神秘的特性，这在《神农本草经》等本草学经典中是比较少见的。此外，他也论及云母的种类，讨论胡麻、桃胶、甘菊、松脂等这些可使人延年益寿的植物类药材。他还精准地列举了各种药物的用药时间，体现了他对于本草知识研究的精深。他在《内篇》的其他篇目中，对于神仙之道的诸多方面进行了补充。如在《遐览》篇中，收录了以往的修炼经典。由此可见，他对于修道不仅抱有笃定的信念，更有着渊博而精深的学识。

《外篇》的文风则较为不同，多用例证与比喻，行文更为犀利。从《外篇》部分篇章的命名也可以看出，葛洪深受王充《论衡》的影响。从葛洪的自叙中，我们可以了解到他是一个性格直率、直言不讳的人，对于学问与时事都有自己独到的见解。《外篇》的很多篇章，都显示出他的政治主张与理想。《外篇》五十卷，有的讨论社会政治，有的评论历史事件，有的提出对历史人物的独到见解，有的阐释政治理想，有的则是文学评论。《外篇》的历史价值，向来被学界所忽视。《抱朴子·外篇》可以补充《晋书》记载的不足，提供另一个绝佳的历史视野。

《肘后备急方》

《肘后备急方》又名《肘后方》《肘后救卒方》，是葛洪选取他另一部作品《玉函经》中可供急救医疗、实用有效的单验方及灸法汇编而成的。全书分为八卷，一共七十三篇，以急救医学为主要内容，包括针对急性传染病、内科、外科、妇科、儿科等各科疾病的治疗手段，共记载药方千余首。书中还有针灸方面的医学方剂百余条，相传是由葛洪与他的妻子鲍姑共同完成的，这与鲍姑善用灸法治病的记录不谋而合。与《抱朴子》侧重修仙不同，《肘后备急方》是一部颇具医学理论的古代急救医学著作。针灸治疗是本书的一大特点，传统医学理论认为，针灸对于急重症的治疗效果颇佳，胜于药石。六朝时期，传统医学已经在实践方面颇有成效，并对今天的治疗仍旧有启发。

《肘后备急方》一千多首方剂中，单方共五百余首，两味及两味以上药物组成的复方一共有四百余首。单方的数目多于复方，说明此书记载的药方非常古朴，没有那么多复杂的结构。急症的病情一般凶猛、迅速，将方子集中于一味，更有助于药效发挥救治急症，这也是《肘后备急方》方剂的一个主要特点。不仅如此，葛洪选取的药物都是容易取得、便宜常见的药材，比如生姜、盐、豆豉、五谷等，以草木药与食疗药物为主，与《抱朴子》中的修仙之药有天壤之别。

在《肘后备急方》中，有丰富的剂型，除了传统的汤剂之外，还有丸、膏、酒、栓、散等十多种剂型；除了针灸之外，还有熏洗、敷贴等现在常用的外科治病手法。丸剂是《肘后备急方》中最常用的剂型，相比汤药而言，丸剂易于保存、方便携带，并且可以最大限度保证药物的效用。

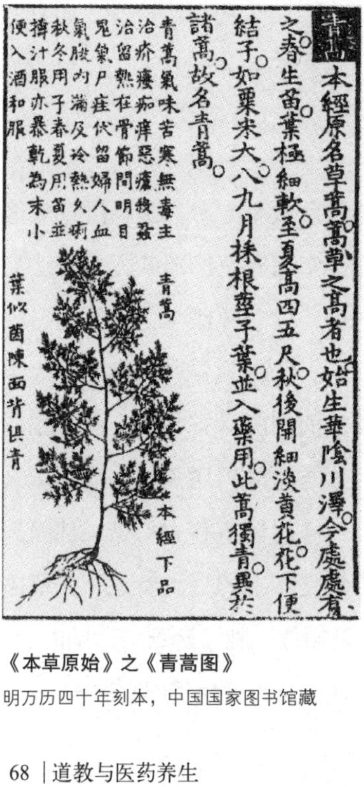

《本草原始》之《青蒿图》

明万历四十年刻本，中国国家图书馆藏

《黄帝内经》和《针灸甲乙经》以针法为主。在《肘后备急方》中，灸法占有了一席之地，这也是鲍姑最为擅长的诊疗方式。葛洪夫妇最早发明使用隔物灸，将药物放在皮肤表层，再在药物之上进行艾灸，由此将灸法与药物很好地融合在一起，更能有针对性地治疗急症，并且避免了直接接触皮肤造成烫伤。现代医学沿用了“隔蒜灸”“隔盐灸”等灸法。隔物灸在治疗腹泻、食物过敏、四肢厥逆及皮肤痈肿方面，有很好的效果。

在《肘后备急方》中，关于青蒿治疗疟疾的方子在当代重获新生。《肘后备急方·治寒热诸疟方第十六》中写道："青蒿一握，以水二升渍，绞取汁，尽服之。"如此简单的一味青蒿，被提取出青蒿素之后，成为抗疟药物的首选用药。书中还对狂犬病、麻风病等其他流行病进行了描述，并提供治疗方法，葛洪提倡艾叶消毒的防疫法，在当时具有先锋性。

葛洪在急症治疗技术方面也有很多创见，比如"人工呼吸法""洗胃术"，救助溺水之人的"救溺倒水法"，还有"灌肠术"等，颇具几分现代急救医学的色彩。他提到被动物咬伤后开放性伤口早期处理及止血的方法，如用铁来止血，用狼牙草的茎叶捣烂、热敷等。《肘后备急方》还包括一些手术，如肠吻合术与兔唇修复术等。

《肘后备急方》囊括了急症可能出现的各种不同的情况，体现了葛洪出色的医学见地，是古代急症治疗的奠基之作，也反映了两晋时期的医药水平及治疗技术。后来陶弘景将其中的方子进行选择整理，并增补 22 方，共成 101 首药方，著成《补阙肘后百一方》一书。金代杨用道参考《证类本草》中的单方，增补方剂到 510 方，名为《附广肘后方》。

《本草经集注》

六朝时期，陶弘景对于当时本草学著作分散杂乱的情况非常忧心，他在《本草经集注》序中说："魏晋以来，吴普、李当之等更复损益。或五百九十五，或四百四十一，或三百一十九；或三品混糅、冷热舛错，草石不分，虫兽无辩；且所主治，互有得失，医家不能备见，则智识有浅深。"于是，他亲力亲为，遍查各种草药著作，实地考察药草的生长，并且结合临床上诊疗的经验，力求做出一本分类清晰，记载明确的本草书籍。《本草经集注》在这样的背景下问世了。这本书对于南北朝之前的本草知识，做了非常出色的整理，并且为后世的本草学做了很好的开端。

陶弘景在上古本草书籍《神农本草经》的基础上进行整理注释，又从汇集秦汉诸多医家本草论述的《名医别录》中选取365种药与《神农本草经》合编，著成《本草经集注》。为了区分《神农本草经》的原文与注文，他采用了不同的颜色和字体，凡是属于《神农本草经》原著的内容，用朱色笔书写，凡是新论述、新的药物则用墨色笔书写。这种做法被后世称为“朱墨分书”。书的正文内容，采取的是单行大字的书写方式；陶弘景的注，则是用双行的小字，写于每个条文之下。陶弘景规范的注解，成为后代医家了解《神农本草经》的一个很好的途径。他也是《神农本草经》得以保存流传的一大功臣。《本草经集注》的成书年代，从书中序言推测，大约在公元5世纪。

《本草经集注》全书一共有七卷。第一卷是总论，总论除了序文，还包括制药的法则、用药的规范等。第二卷到第七卷相当于全书的各论。《神农本草经》将药物分为上、中、下三品，陶弘景在此基础之上，将药物分为玉石、草木、虫兽、果、菜、米食及有名无实等七类，并且对于药物的药用、药性做了进一步的探索。葛洪认为“上品”的药物只有成仙作用，而陶弘景认为它们同样有治病的功效。陶弘景还十分重视药性的区分，此前对于药性的描述，只有寒、热、温、平四种，陶弘景认为，甘、苦之味可以省略，有毒与无毒容易区分，但是寒、热却需要清晰说明。所以他将寒、热、温、平四性作了更加详细的划分，共包括“寒、微寒、大寒、平、温、微温、大温、大热”八类。他还提倡辨病论治，对症下药，他将药按照“主治”分类，将有类似功效的安排在一组。不仅如此，他还非常看重药物的产地与真伪，不同产地的药物具有不同的特点，都记录在册。以便读者对于药物的产量、品种、质量有全面的了解。

陶弘景是一位非常严谨的人，他奉梁武帝之命炼丹的时候，对书中记载的步骤都严格遵守，甚至在炼丹过程中对泉水、风向的细微差别都丝毫不漏。这些严谨的习惯，同样体现在《本草经集注》的编撰之中，对于药物采集、炮制、制剂都在他的“合药分剂料理法则”中有详细的记录。在陶弘景的注解中，每种药物都有固定的采摘时间；药物加工方面，有去节、磨碎、打破的不同；药物晒制方面，分别对雨天与晴天两种情况做描述。在陶弘景看来，药物的新陈也对药效有着不可忽略的影响。

陶弘景作为一位高道，其医学著作也有很鲜明的道教色彩。在对本草的见解中，体现出他对于修仙与治病的不同看法。他认为，仙方、服食、断谷、延年、却老是以用药为基础的，用于救治疾病的药与用于成仙的药，在药效上有根本性的不同。本草久服方可见成效，但是世人却只是浅尝辄止。因为用药目的不同，所以有了成仙与治病的不同。跟药物本身的功效并无太大的关系。他将“鬼神”作为一个很重要的致病因素，认为需要通过祈祷或咒禁的方式来祛除鬼神，但同时也要配合药物的治疗，才能完全康复。

《本草经集注》在敦煌文书中有残卷存世，由于文中没有唐代时的避讳，学界普遍认为是唐代之前的注本。近代《本草经集注》的辑复本，有日本人的《重辑神农本草经集注》七卷，还有中国学者尚志钧的辑注本。尚志钧的版本以敦煌残本为底本，使用《证类本草》等传世本草书目为校本编纂而成。通过这些版本，我们可以还原一位严谨、求真的医学大师花费了近三十年，呕心沥血编著成的本草医典。

《养性延命录》

陶弘景对于日常养生也颇有心得体会，并著有《养性延命录》传世。《养性延命录》是一部专攻养命与养性的养生著作。《养性延命录》总结从黄老时期到魏晋时期的养生理论，收录了三十多种前朝养生经典，保留了不少已经散佚的著作，内容包括养生理论、方法与禁戒。在序中，陶弘景说："若能游心虚静、息虑无为……兼饵良药，则百年耆寿，是常分也。"也就是说陶弘景认为专注修身养性再加上服用良药，是实现长生不老的良方。他希望通过这本书，可以让后人领略到养生的真谛。

《养性延命录》分为上下两卷，全书有六篇，分别是上卷的《教诫》《食诫》《杂诫忌让害祈善》（简称《杂诫》），下卷的《服气疗病》《导引按摩》《御女损益》。上卷的内容，着重强调饮食起居中需要遵循的原则。下卷则是一些养生方法的记录，如服气、导引、按摩等。《养性延命录》里探讨了众多养生延命之术，陶弘景认为想要达到一个健康的生活状态，需要在杜绝不健康的生活习惯的同时，掌握养生的技能，双管齐下才可达到一个比较理想的修养状态，实现长生不老。

《教诫》中，提到了食疗的重要性，比如要多吃五谷杂粮，服用芝草等养生之物，还要配合呼吸吐纳的方法去延年益寿。行事应该遵从自然的法则，需要将自然规律当作生命健康的护身符，不应该做有损于生命的事。人的生命长短，并不全是天命，更在于人在后天有没有进行良好的保养，是否因保养不当导致精气衰竭。如果一个人能够做到淡泊名利，处变不惊，就能保全精神与性命。从《教诫》恬淡无为的生命观可以看出，黄老著作对陶弘景的思想有很深的影响。

《食诫》的内容涵盖饮食的各个方面，包括饮食方式与禁忌。书

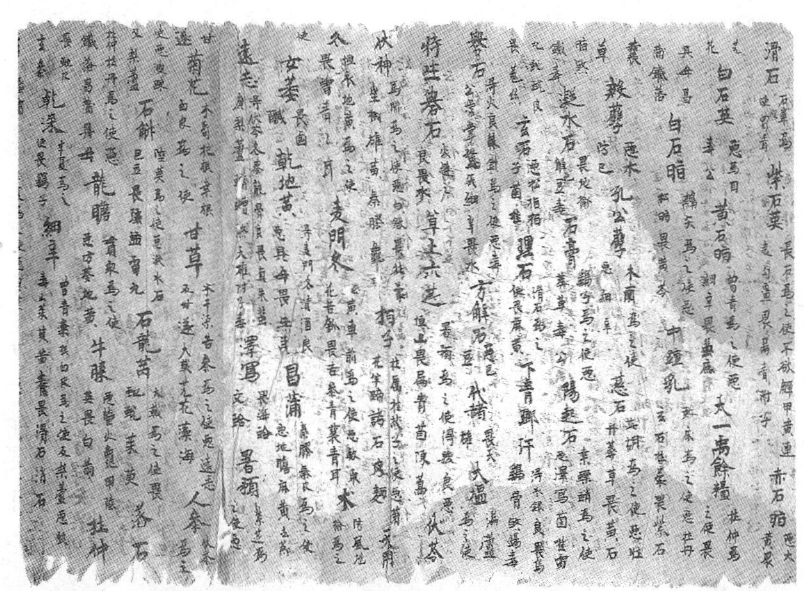

《本草经集注》残卷

敦煌写本，日本龙谷大学藏

中建议，每餐少量进食，保持一种不过不少的状态是最完美的，这样才可以让心情舒畅，延年益寿。这样的看法与传统医学强调饮食不应该过饱是一样的道理。而喝水的道理与进食相同，要保持适量，并且在早中晚有不同的摄入量。《黄帝内经》强调胃“喜温喜燥”，陶弘景也强调应该多食用热与熟的食物，不应该吃生冷之物，并且建议人们少吃肥肉，多进食蔬菜，在饭后应该通过散步来消食导滞。这些理论，已经成为今人的共识。

《杂诫》所倡导的养生方式，更符合“阴阳之术”“服元气”等道家理念，对以上养生技术进行了补充。除了药石之外，通过道教的仪式，可以达到治疗疾病的目的，所以陶弘景也提到通过祈福来请求神灵保佑，祛病消灾。书中还保留了一些汉代便开始盛行的养生之法，比如冬日建议“温足冻脑”，也就是说，冬天睡觉的时候，要注意脚部的保暖，同时不能把头埋进被子里，否则容易造成胸闷。在没有暖气的时代，这样的做法反映了古人简单有趣的养生观。

下卷的养生方式，就比较成体系，且具有鲜明的道教修行色彩。《服气疗病》收录了《元阳经》《玄示》《彭祖经》等关于服气的内容，专门讨论“呼吸吐纳”这一套服气方式。气是道教中一个非常重要的概念，气就是原始的“道”，是一切物质生成的基础，元气是组成人的最基础物质。人通过对气的呼吸吐纳，在体内保存元气从而实现长生。行气的方式最为重要。通过练习气在各个器官的运行，学会不同的吐气方式，可以保障身体的健康。如果五脏六腑有病痛，也可以通过服气法进行调节。

《导引按摩》中介绍了许多导引术和按摩手法，比如叩齿、吞咽、做体操等。著名的“五禽戏”就是通过陶弘景的详细描述而保存下来的。这些技术要与时间进行配合，比如说“清旦未起，先啄齿二七”，每个时间段都有适合做的锻炼。陶弘景认为，人应该通过运动，达到一种消食、血脉流通、不生病的境地。

下卷最后一部分《御女损益》是一篇房中术养生方面的文献。

从《养性延命录》的内容不难看出，陶弘景提倡顺应自然，按照自然规律生活，修身养性。他还崇尚虚静无为的养生理论，强调“神”的重要性，这与传统医学“精、气、神”的保养原则一致。陶弘景还坚持“中和之道”，即精气神与阴阳需要保持在一个调和的平衡位置。这些主张，是他提倡的养生方式的基础。《养性延命录》博采众长，集各家学说为一体，极具道教风格，非常具有医学、养生学的价值。

2　隋唐时期

《千金方》（以中国中医药出版社 1998 年版《千金方》点校本为准，此版本包括《千金要方》《千金翼方》）

“十道九医”的说法，一定程度上肯定了道士的医学素养。在日积月累的深山修行中，他们掌握了许多治疗疾病的本领，这不仅是一种修行需求，同样也是一种生存技能。孙思邈便是道医中的翘楚，他的著作《千金方》是历来医家极为推崇的医方经典。与葛洪、陶弘景的医学专著不同，孙思邈的《千金方》几乎没有道教神仙信仰的痕迹，内容以医学病案、药方与养生理论为主。“非神仙性”是孙思邈道医著作的鲜明特点。

《千金方》的“千金”来自“人命至重，有贵千金，一方济之，德逾于此”。全书分为《千金要方》与《千金翼方》两部分，每部分各有三十卷，全书有医方 5300 余首。孙思邈将自己早期的临床经验著成《千金要方》，并在晚年结合自己的临床经验进行补充编辑，著成《千金翼方》。从《千金要方》和《千金翼方》的目录来看，孙思邈对医疗关注的内容有一个显著的变化：他早期关注妇科及各脏腑器官疾病的诊疗，后期重视养生。

孙思邈认为医者不但要有精湛的医术，更要有天下为公的医德。他写有鞭策后辈医者的《论大医精诚第二》一文，收录在《千金要方》第一卷，目的是提醒习医者要具有“医者父母心”的精神，要有“博极医源，精勤不倦”的精，也要有“见彼苦恼，若己有之”的诚。《千金要方》卷二到卷四用三卷篇幅来谈论妇科疾病，后有十卷以各脏腑器官病征为主，剩下的篇幅便是各种杂病与外科、急症的处理。全书的末尾才提到了食疗、养性、脉学的内容。《千金翼方》大部分篇幅仍是关于妇科疾病的治疗，相比《千金要方》，书中增加了本草的内

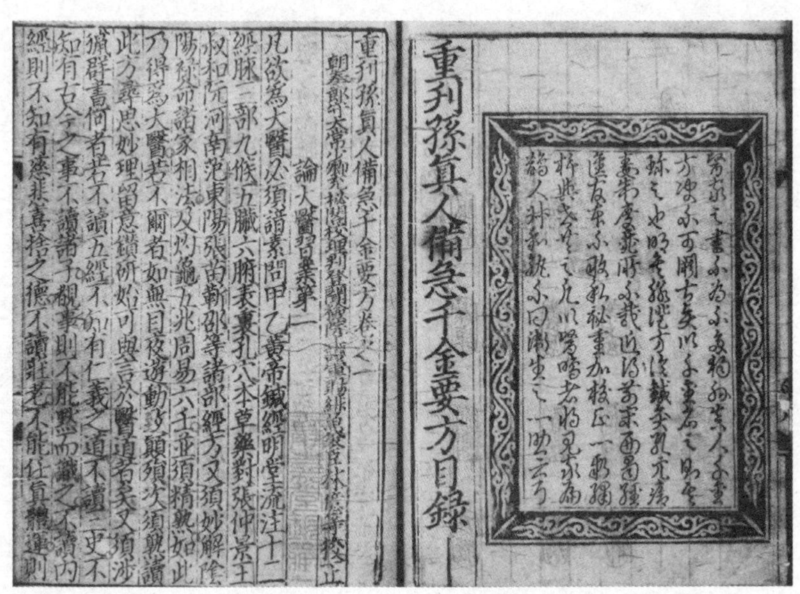
重刊孫眞人備急千金要方卷之一

論大醫習業第一

凡欲爲大醫必須諳素問甲乙黄帝鍼經明堂流注十二經脉三部九候五臟六腑表裏孔穴本草藥對張仲景王叔和阮河南范東陽張苗靳邵等諸部經方又須妙解陰陽禄命諸家相法及灼龜五兆周易六壬並須精熟如此乃得爲大醫若不爾者如無目夜遊動致顛殞次須熟讀此方尋思妙理留意鑽研始可與言於醫道者矣又須涉獵群書何者若不讀五經不知有仁義之道不讀三史不知有古今之事不讀諸子覩事則不能默而識之不讀内經則不知有慈悲喜捨之德不讀莊老不能任眞體運則

《重刊孙真人备急千金要方》书影

日本静嘉堂文库藏

容，并加入了“养生”的篇幅，还囊括了儿科、针灸、外科等诸多方面。上卷的《千金要方》更多的是以治已病为主的治疗原则，下卷《千金翼方》体现了孙思邈治未病的养生之道。

《千金方》中的妇科方剂，至今仍被广泛运用在临床当中，是妇科治疗学习的入门书目。书中内容包括五个部分，分别是求子、养胎、产后、虚损、杂病。在古代医疗环境并不完备的情况之下，妇女生孩子被称为过“鬼门关”，而多次的妊娠、生产，会导致身体不同程度的虚损。在孙思邈看来，这种虚损是妇科疾病产生的主要原因。治疗妇科的虚损，药物要多用温补的而忌用寒凉的。妇科病以调理气血为主，儿科病以稳固小儿纯阳为主，老年病以补益肾脏为主。《千金方》的用药非常温和，药性也以甘平为首要选择。

《千金方》的养生论述包括十个方面：“啬神”“爱气”“养形”“导引”“言论”“饮食”“房事”“反俗”“医药”和“禁忌”。从中可以看出，孙思邈的养生论是从养神开始。精、气、神的保全是首要条件，啬神是要节约神气。节约神气的方式，孙思邈总结为“十二少”，要合理地控制情绪，七情六欲都要兼顾，以减少情绪对身体的损害。养形与导引，便是进一步使身心得到平衡的方式。

孙思邈对于食疗也有详细的描述，内容涉及食物治病、食物养生、食物禁忌等方面。对于房事，孙思邈并没有一味地禁止，而是提倡适度的原则。经历过六朝时期佛道思想的冲击，孙思邈的医学思想呈现出多元性，既体现出儒家的仁义道德，也有受到佛教宇宙论影响的痕迹，这使得《千金方》具有鲜明的时代特色。

《服气精义论》

服气是道教修炼体系中十分常见的一种修炼方式。服气法在许多养生专著中都有著录，特别是在上清派的修炼体系中最为常见。上清派的存想冥思中，常配有服气的功夫。唐代上清派茅山宗第十二代宗师司马承祯，便著有《服气精义论》传世。

司马承祯（647或655～735），字子微，法号道隐，又号白云道士、天台白云子。河内温县（今河南省温县）人。出生于官宦世家，自幼熟读诗书，后拜潘师正为师，成为一代高道。司马承祯著有《坐忘论》《服气精义论》等，最能代表他的服气思想的是《服气精义论》。《服气精义论》收录在《云笈七签》卷五十七。在《正统道藏》中，分为两个部分，连同序文在内的前三篇，名为《服气精义论》，收录在洞神部方法类。后七篇为《修真精义杂论》，收录在洞真部众术类。

司马承祯认为通过胎息服气，可以达到长生不老、无病无灾的状态。在《服气精义论》序中，他说世上虽然流传了许多服气的书籍，但大多并不成体系，难以收集，于是他决定“纂类篇目，详精源流”，力求将服气法整理清楚。在书的前言中，司马承祯强调了气的重要性，并引用黄帝与上古真人的话来说明只要服气得当，就能达到气全使人身长存。司马承祯认为，很多修仙之道并不完美，比如修炼外丹之术，会耗费太多精力。服气的修炼方式则简单易行，哪怕最后没有成为仙人，也可以延年益寿。

《服气精义论》全书一共分为九篇，分别为《五牙论》《服气论》《导引论》《符水论》《服药论》《慎忌论》《五脏论》《疗病论》《病候论》。在这些篇章中，记录了“服真五牙法”“太清行气符”“服六戊气法”“服三五七九气法”“养五藏五行气法”等方法，涵盖了修身养气和治病消疾两个方面。

“服气五牙法”来自早期道教经典《太上灵宝五符序》。司马承祯认为，修炼五牙之法，可以通达五脏。脏腑是形体的基础，是精神安放的场所，通过对于五脏精气神的保全，就可以使容颜常驻。

“太清行气符”是描述辟谷之后行气的功法。辟谷后，要将气停于肺之上，入于胃，至于肾。肺、胃、肾在服气法中有重要地位。

“服六戊气法”是按照六戊的次序开始服气，最后将戊气入脾中，因为脾为仓廪之本，主收纳。

“服三五七九气法”就如名所示，分为三、五、七、九次的吸气与吞气。

“养五藏五行气法”则是结合了四时与五脏的相胜理论，保证五脏功能的正常运转。

司马承祯主张服气的同时配合服药。开始进行服气时，脏器的气如果过于丰盛，那么六腑的气就不够充足，所以要用药物代替谷物，给予六腑同样的气。他主张以草木药制成丸药来服用，这样做不仅可以养生，还可以治病。

关于服气，也有一些需要注意的禁忌，比如要“惜气”，要注意保全气息，这样才能更好地保护身体。同时注意按照天时来调养血气，并且需要注意人的情绪与饮食对于气息的影响。情绪非常重要，是却病延年、长生成仙的关键因素，一定要调节好身心平衡，才能起到事半功倍的效果。

《黄庭内景五脏六腑补泻图》

六朝道教对于身体的认识与传统医学不同，道教修炼思想对于身体的理解呈现出神圣性，其中最为重要的观念就是“身神思想”，也就是身体各器官有其守护之神。汉末存思、守神等一系列的内观修炼方式已对身神理论做了初步讨论，六朝上清派以存思为主要修行方式，其经文对身神理论做进一步建构。一系列关于《黄庭经》的道教经典建立了“三部八景二十四真”的身神观念，上清派诸修炼方式大多便是以身神思想为基础的，六朝其他道派也有关于身神内容的记载。作为六朝时期身神建构最为完备的道经，《黄庭经》认为身体各器官的神之中，以五脏神为主。

纵观唐代道士的医疗活动与医疗书籍，可以发现一个比较有趣的现象：与六朝盛行的神仙道教风气不同，唐代的道教医学更为世俗化和医学化。唐代女道士胡愔的《黄庭内景五脏六腑补泻图》中，只字不提身体中有神仙体系的存在，完全是从医疗角度描述身体各脏腑的结构功能。从胡愔在自序中提到的师承来看，她深受孙思邈的影响，非常认可孙思邈的理论。她修炼所在的太白山也与孙思邈颇有渊源。胡愔在自序中说道：“愔夙性不敏，幼慕玄门，炼志无为，栖心澹泊，览黄庭之妙理，穷碧简之遗文，焦心研精，屡更岁月，伏见旧图奥密，津路幽深，词理既玄，迹之者鲜。”可见胡愔对于《黄庭经》十分着迷。《黄庭经》以七言诗句的形式书写，十分晦涩难懂，历代有很多注本。胡愔在悉心阅读的基础之上，写出了《黄庭内景五脏六腑补泻图》一文，对《黄庭经》的内容进行阐释。

《黄庭内景五脏六腑补泻图》的内容层次分明，条理清晰，可以看出胡愔医学知识非常全面。在序文中，胡愔对全文的结构做了说明：

“先明脏腑，次说修行，并引病源，吐纳除疾，旁罗药理、导引屈伸、察色寻证、月禁食忌，庶使后来学者，披图而六情可见，开经而万品昭然。”全文对五脏的形态、发病的机理、用药的法则及做配合的呼吸原理，都做了详细的描述。同时期经典如《四季摄生图》《黄庭遁甲缘身经》《玉轴经》等在内容上与《黄庭内景五脏六腑补泻图》十分接近，但内容均不及《黄庭内景五脏六腑补泻图》完善。

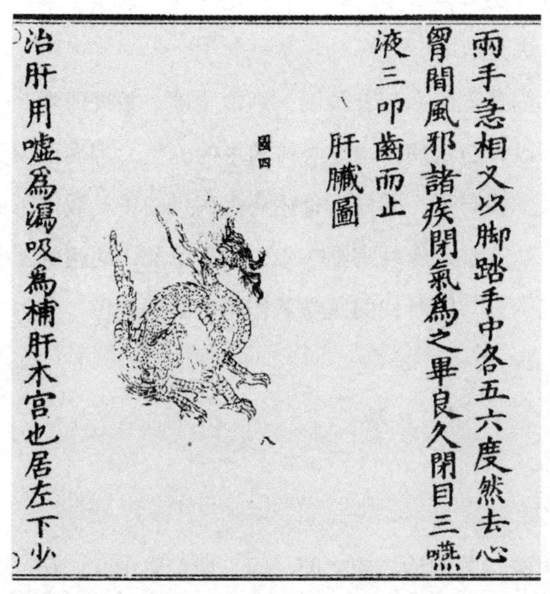
兩手急相叉以脚踏手中各五六度然去心
胷間風邪諸疾閉氣爲之畢良久閉目三嚥
液三叩齒而止
肝臟圖
圖四
治肝用噓爲瀉吸爲補肝木宮也居左下少

肝脏图

《正统道藏》本，北京白云观藏

胡愔继承了先朝道家的生成论，认为人是由天地阴阳二气构成，“五脏者为人形之主”，如果五脏受到损伤，身体的精、气、神也会随之消损。她还引用了孙思邈关于人体生成、五脏六腑致病的理论，提倡清净修行。胡愔将每个脏器设计成了不同的神物，放在每一章的开头。《黄庭内景五脏六腑补泻图》的顺序为肺脏图、心脏图、肝脏图、脾脏图、肾脏图、胆腑图。对每一个脏腑，分别从以下各方面论述：修养法、脏腑病、六气法、月禁食忌法、导引法等。修养法记录的是以呼吸吐纳为主的修行方式。脏腑病则与传统医学记载类似，将相关内脏发病时的症状进行详细描述，以一个方子作结束。六气法是在修养法的基础之上进行的吞咽气的方法。月禁食忌法记录了每个月禁止食用的物品，比如在肺脏图中，她写道："七月勿食茱萸，食之血痢。八月、九月，勿多食生姜，并肝心肺之病宜食黍桃，禁苦味。"每个部分以导引法为结尾。

《黄庭内景五脏六腑补泻图》理论明确，条理清晰，无论是治疗疾病，还是以预防疾病、强健身体为主的养生，都面面俱到。五脏六腑在传统医学视野下，同样是论述病因病机的重要载体。而这些内容在《黄庭内景五脏六腑补泻图》中也均有论及，胡愔的《黄庭内景五脏六腑补泻图》与同时代的医学著作相比毫不逊色，是道门医学经典中出色的代表。

《玉函经》

在传统医学的四诊"望、闻、问、切"之中，"切"是非常重要的诊断方式。它通过感知脉搏的不同，从而辨病论治。传统医学经典《难经》的八十一难，开篇的二十二难专门论述脉学。在道门中，也有一部关于脉学的经书《玉函经》传世。《玉函经》的作者在唐宋的各种史志之中并没有记载，历代的藏书家也无人提及。日本人编著的《宋以前医籍考》对这一问题进行了精细的考证。综合杜光庭其他著作中体现出来的医学素养，与明代医家传记中明确提到杜光庭曾为医的史料相参考，可以推断杜光庭是《玉函经》的作者。

杜光庭（850～933），字圣宾（一作宾圣），号东瀛子，处州缙云（今浙江省缙云县）人。他是唐初道士司马承祯的五传弟子。杜光庭留下的著作颇丰，内容广博。杜光庭以渊博的道门学识为世人所称赞，但他的医学素养，却鲜有人知。他撰写的醮词表文中，有一些关于人生病的心理描写，也包括一些疾病症状的描述，已经体现出他丰厚的医学涵养。而《玉函经》这部著作更是体现了他对脉学研究的用心。

《玉函经》大约成书于公元10世纪，全书按照七言歌诀的形式，描述脉学理论与脉证关系，以死脉为中心，兼论各脉主病，并通过辨明五色、观察五气，来得知病的来龙去脉。此书行文言简意赅，精妙绝伦，被誉为可以超过《难经》《王叔和脉诀》的力作。

《玉函经》有一个非常著名的传世注本，注者为南宋著名的医家黎民寿。对于以七言歌诀形式书写的经典来说，注者的阐释是了解经典含义的重要途径。黎民寿的注本现存六个版本。黎民寿本人也是一位精通脉学的医者，著有《决脉经要》传世。从《玉函经》注文来看，黎民寿沿用了《脉诀》的七表八里九道分类，在此之上，加上了自己的见解。

杜光庭在《玉函经》的前言中写道，医学理论广博，脉理十分精微，于是他寻访了多位精通此道的名师来学习脉学真谛。《玉函经》分为上、中、下三卷，题名为“生死歌诀”。杜光庭认为，通过把握脉搏的动止，可以明确人的生死，而人身体之所以会有疾病的产生，也跟阴阳五行的平衡有关。在上卷中，他结合先秦道家与儒家的生死观念，融合《易经》八卦理论，吸收《黄帝内经》《难经》中提到的致病因素，特别强调脏腑与四时、节气的关系。到了中卷，他开始谈论具体的脉，对于脉的虚实、沉细、冷热、寸脉、关脉、尺脉有不同把握。杜光庭提出了九道脉的脉名。他认为如果在九道脉中出现了结、促、牢、代四脉，就是危脉。在此之后，他描述了肝、肾、肺、脾、心五脏的气与自然的关系，以及经络与脉的联系。在下卷当中，他继续论述浮、紧、涩等脉所对应的病征，结合八纲辨证的原理，从寒热、阴阳、虚实等方面进行论述。除此之外，他认为男、女、老、幼不同的人群，脉象也各不相同。最后，他将五行的相生相克理论对应脏腑学说，从脉来看病征的轻重缓急。虽然《玉函经》篇幅很短，但里面涵盖的理论非常精妙。通过黎民寿的注解，我们窥见了杜光庭对于脉学的深刻认识，对于杜光庭丰厚的医学学识，又有了新的了解。

3　宋元时期

《摄生消息论》

宋元时期全真道兴起，王重阳作为创教始祖对道教以往的修炼方式和修炼理论做了颠覆性的改造。融合儒、释、道三教义理的全真道在创教之初，并没有以道教自居。王重阳“全真而仙”的理论改变了之前道教保持肉体不坏，从而达到飞升的成仙理念。他力求到达全真，也就是“全精”“全气”“全神”的精、气、神合一的状态。这种合一的精神，超越了单纯肉体的修炼。全真道在丘处机时期进入了一个发展巅峰，丘处机与权贵结交，成为皇家亲信，将全真道发扬光大。

丘处机（1148～1227），字通密，道号长春子，登州栖霞（今山东省栖霞市）人。是全真道“北七真”之一，是龙门派的祖师，有《磻溪集》等著作传世。丘处机与皇室关系密切，颇受成吉思汗的器重。皇室的支持是全真教得以兴起的重要原因。为了争取更多达官贵人的支持和信赖，丘处机将养生作为全真道修行关注的重点，而非王重阳所提倡的忽视肉体存在的苦修。他的养生思想，汇集成《摄生消息论》

《大丹直指》等养生专著。丘处机崇尚老庄哲学中的道法自然，提倡顺应自然规律，根据天地万物遵循的原则进行养生，同时提倡严格控制人的各种生理欲望。全真派以修炼内丹为主要修炼手段，丘处机的养生观也是同内丹修炼相结合的。全真道十分强调德行，看重品德在养生中起到的作用。这与以往的道教修炼内容有所区别，很明显受到了儒家思想的影响。

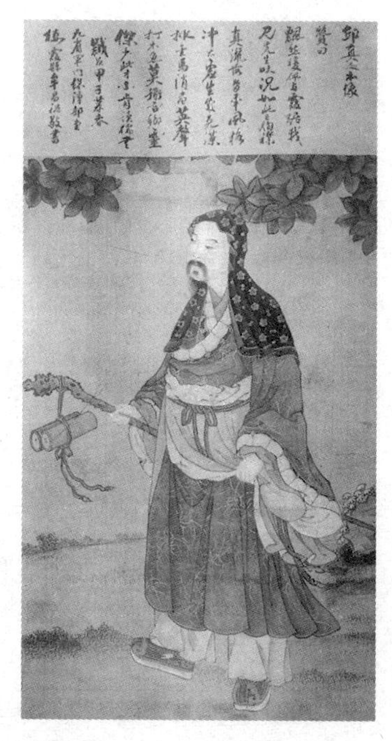

丘处机像

北京白云观藏

《摄生消息论》共一卷，讨论春、夏、秋、冬四个季节的养生方法，内容与医学经典《黄帝内经·素问》、道教经典《四季摄生图》《保生要录》等有相似之处。全书按照四季分为四部分，收录每一个季节的养生和保健方式。除此之外，还讨论每个季节所对应的脏腑的病征，也就是春、夏、秋、冬所对应的肝、心、肺、肾的疾病防治。全书行文通俗易懂，尤其提到如何对老年人进行悉心防护，非常实用。

春季养生法强调“夜卧早起，广步于庭，被发缓行，以使志生”。春天三月是发散的时节，应该注意保暖，肝木的发散易克脾土，所以要食用酸甘之物，保护脾气，老人不可以吃太多生冷、油腻之物。

夏季多暑热难耐，为了避暑，人可以居住在高处，通过早起早睡来消暑气。夏日高温容易造成心火旺盛，相应会引起肾水衰竭，而贪吃冰冷的食物会有损肾阳，进行日常的温补很有必要。要减少吹风纳凉，否则易感风邪。保持室内通风的同时，尽量待在阴凉、宽敞的环境中。丘处机还建议每日梳头，并且一定要保持心态的平和。

立秋之后需要平和进补，让肺气保持通畅，吃一些温润的食物，可以润肺、降燥。丘处机肯定了孙思邈《千金方》中秋天的食疗方式：用黄芪等来补气，可以祛百病。

冬天则是封藏的季节，人们需要稳固肾气，给予身体一个习惯寒冷的过程。所以应该慢慢添加衣服，不可一蹴而就。丘处机赞成每天清晨通过服用药来抵御寒气，再通过饮食养心气。

在“全真七子”之中，丘处机属于高寿者。从《摄生消息论》中，可以看出他对于身体养护的精心。全真道早期，王重阳等人崇尚非常苛刻的清修之道，坚持长期打坐等一系列功法，并提倡在劳作中，开悟真性。从丘处机时期开始，全真道的养生心得变得容易被达官贵人认可与接受。除了养生心得，丘处机对于脏腑病征也颇为精通。

《三元延寿参赞书》

《三元延寿参赞书》是元朝颇有名气的一本养生著作，全书共有五卷，收在《道藏·洞神部》。这本书并不是作者李鹏飞的原创，李鹏飞在书的前言中提到，自己认识一位有名的儒医叫作李澄心。李澄心医术高超，治好了李鹏飞的病，并且将自己写的五卷《三元延寿参赞书》、一卷《救急方》拿出来给李鹏飞看。李鹏飞收集了李澄心关于养生理论的高超见解，编成书传世。

《三元延寿参赞书》分为五卷，第一卷是《人说》《天元之寿精气不耗者得之》，第二卷是《地元之寿起居得之》，第三卷是《人元之寿饮食有度者得之》，第四卷是《神仙就是却老还童真诀》，第五卷是《神仙警示》。在书的附录部分，还有《阴德延寿论》和《函三为一图歌》。纵观全书的编写，在每一个条例下引用了大量《老子》《庄子》《淮南子》《黄庭经》《抱朴子》等先秦、魏晋道教道家著作和医学经典，其中包括黄帝、彭祖等上古真人的养生观念。除此之外，还特别收录了前朝长寿者的养生心得，比如唐代柳宗元的一些养生见解，可谓集百家之所成。《三元延寿参赞书》的内容严谨有据，反映了书的原作者李澄心渊博的学识。

《三元延寿参赞书》提出了三元的概念，即人的寿命分为天元六十、地元六十、人元六十，共一百八十岁。天元、地元、人元即“三元”。书中五卷主要讨论如何采用不同方式巩固并补充元气。第一卷论人的生成，人是照法天地，父母怀胎而成，来之不易，所以要养生，保全性命。天、地、人三元当中，人得中间之道，通过努力，人可以成为圣贤，也可以成为神仙。秉天地精华而生的人，更要自重，才可以与天同寿。

第一卷内容主要涉及的是夫妻房事养生。《三元延寿参赞书》认为：欲望不可以放纵，应该有节制，房事对于妊娠与延嗣都有很大的影响。第二卷讲身体的保养。身体就像一间屋子，身体的各个器官就是屋子的各个部分，屋子需要时时保养，身体的器官同样需要保养，这样才可以长寿。保养的方法从人的情绪到生活起居的各个方面，分别为喜乐、愤怒、悲哀、思虑、忧愁、惊恐、憎爱、疑惑、谈笑、津唾、起居、行立、坐迹、沐浴、洗面、梳头、大小便等。在身体保养的基础之上，再谈论四时养生。第三卷则集中讨论饮食养生。《三元延寿参赞书》详细列出果实、谷物、菜蔬、飞禽等日常食用的食材，谈论其性味，如何食用，食用之后对于身体的影响等。第四卷对养生的药物如何使用做了说明，加入了一些导引的讨论。第五卷对人生每个阶段的生理状况做一总结。

《三元延寿参赞书》是一本非常适合日常阅读的养生专著，对于生活中的饮食起居包括药补、健身等都有涉及。《三元延寿参赞书》作者在引用前人的大量著作之上，完善了自己的观点，在当今社会，也有一定的借鉴意义。